Gino Gschwend

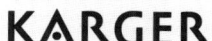

Neurophysiologische Grundlagen der Hirnleistungsstörungen

erkennen · verstehen · rehabilitieren

mit einem Beitrag von
Nelson Annunciato

Vorwort von Prof. Dr. h.c. mult. Theodor Hellbrügge,
München, Deutsche Akademie für Entwicklungsrehabilitation

2., überarbeitete Auflage
42 Abbildungen, 3 Tabellen, 2000

KARGER Basel · Freiburg · Paris · London · New York ·
New Delhi · Bangkok · Singapore · Tokyo · Sydney

Autoren
Dr. med. Gino Gschwend,
FMH Neurologie
Haldenstraße 11
CH-6006 Luzern (Schweiz)

Dr. med. Nelson Annunciato
Universität Mackenzie
Rua da Consolacao, 896-5°A
01302-000 Sao Paulo-SP (Brasilien)

Mit einem Vorwort von Professor Dr. h.c. Theodor Hellbrügge, Deutsche Akademie für Entwicklungsrehabilitation, München

Die Deutsche Bibliothek – CIP-Einheitsaufnahme
Gschwend, Gino:
Neurophysiologische Grundlagen der Hirnleistungsstörungen: erkennen, verstehen, rehabilitieren; 3 Tabellen / Gino Gschwend mit einem Beitr. von Nelson Annunciato. Vorw. von Theodor Hellbrügge. – 2., überarb. Aufl. – Basel; Freiburg [Breisgau]; Paris; London; New York; New Dehli; Bangkok; Singapore; Tokyo; Sydney: Karger, 2000
ISBN 3-8055-6999-8

© Copyright 2000 by S. Karger GmbH, Postfach, D-79075 Freiburg, und
S. Karger AG, Postfach, CH-4009 Basel
Printed in Germany on acid-free paper by Druckerei Weber, D-79111 Freiburg
ISBN 3-8055-6999-8

Inhalt

Vorwort zur 1. Auflage

Dr. Gino Gschwend, letzter Assistent des Nobelpreisträgers Prof. Walter Rudolf Hess in Zürich und ein großer Verehrer Sherringtons, gibt im vorliegenden Buch einen Überblick über die praktische Neurophysiologie unter dem Blickwinkel der Entwicklungsphysiologie. Daraus lassen sich wichtige Anregungen für die Rehabilitation ableiten. Die Nahsinne des Körperschemas werden sinnesphysiologisch den Fernsinnen des Raumschemas gegenübergestellt, was zu einem neuen Verständnis der Motorik führt, die als ein Sich-Hineinbewegen des Kindes in das Raumschema mit Hilfe seines Körperschemas aufgefasst werden kann.

Besonders intensiv hat er sich mit dem größten Neuronenverband des Großhirnes, dem von Sherrington als «integrating system» bezeichneten Integrator, befasst. Er hat dieses umfangreiche, geistig aktive Neuronensystem in das Globalsystem und seine Teilsysteme aufgegliedert und dadurch ganz neue Gesetzmäßigkeiten aufgedeckt, die für die Rehabilitation von größter Bedeutung sind.

Im abschließenden Kapitel dieses Buches befasst sich Dr. Nelson Annunciato mit dem Regenerationsvermögen des Hirnes, ein Potential, das bei entwicklungsgeschädigten Kindern große Rehabilitationsmöglichkeiten birgt.

Dieser neurophysiologische Überblick über das zerebrale Leistungsvermögen ermöglicht es, die beim Kind gefundenen Störungen den entsprechenden Neuronenverbänden zuzuordnen und daraus die bestmögliche Rehabilitation abzuleiten.

Dr. Gschwend hat sich in den letzten Jahren mit diesem Modell große Verdienste erworben, nicht zuletzt auch deshalb, weil es für die Pädagogik von großer Bedeutung ist, z.B. für die Montessori-Heilpädagogik, deren Wurzeln auf den zu Unrecht vergessenen Franzosen Edward Séguin zurückgehen. Séguin hat bereits in der Mitte des neunzehnten Jahrhunderts die unentbehrlichen neurophysiologischen Grundlagen für die Lernprozesse geistig schwerstbehinderter Kinder hervorgehoben und zusammengefasst.

In den vergangenen Jahren hat Dr. Gschwend bei zahlreichen Vorträgen und Kursen der Deutschen und Internationalen Akademie für Entwicklungsrehabilitation Ärzte, Psychologen und Therapeuten der verschiedensten Fachrichtungen begeistert. Ich bin sicher, dass das vorliegende Buch eine Bereicherung nicht nur für Kinderärzte und Rehabilitationsspezialisten, sondern auch für viele im Dienste des behinderten Kindes Tätige darstellt.

Prof. Dr. Dr. h.c. mult. *Theodor Hellbrügge*, München

Einleitung

Die komplexe Struktur des «Edelorgans» Hirn bedingt seine vielfältigen Störungsmöglichkeiten. Um diese verstehen zu können, ist es unerlässlich, sich mit dem Aufbau des Hirnes, seinem Organigramm, auseinanderzusetzen.

Beim Kind können zu jedem Zeitpunkt der Entwicklung Störungen auftreten, die eine Verzögerung der Weiterentwicklung zur Folge haben. Deshalb ist es besonders wichtig, diese Störungen bei den Routineuntersuchungen auf möglichst einfache Weise so früh wie möglich zu erfassen und zu behandeln. Die Entscheidung für die bestmögliche Rehabilitation ist dabei von besonderer Bedeutung.

Das vorliegende Buch befasst sich mit dem Erkennen von Hirnleistungsstörungen, der Auswahl der Therapie und dem neurophysiologischen Hintergrund. Einleitend werden deshalb die zerebralen Entwicklungszeitmarken des Kindes bis zum 5. Lebensjahr tabellarisch zusammengefasst, gefolgt von den wichtigsten Rehabilitationsmöglichkeiten. Im 3. Teil werden die Störungen entsprechend ihrem neurophysiologischen Hintergrund dargestellt, aufgegliedert in Störungen der Wahrnehmung, Motorik, Integration, Kommunikation, Emotionen und musischen Fähigkeiten. Der abschließende Beitrag von Dr. Nelson Annunciato gibt einen Überblick über die wichtigsten Möglichkeiten der Reorganisation des Hirnes.

Die zerebralen Entwicklungszeitmarken des Kindes bis zum 5. Lebensjahr

In Tabelle 1 werden die Hauptkriterien für die Kurzbeurteilung nach dem 1., 3., 6., 9. und 12. Lebensmonat sowie in (halb)jährlichen Abständen bis zum 5. Lebensjahr angegeben.

Sensorik und Motorik. Während die Sensorik schon bei der Geburt und erst recht nach dem 1. Lebensmonat ein hohes Wahrnehmungsvermögen aufgebaut hat, wodurch das Raumschema aus den Fernsinnen Sehen, Hören und Riechen schon nach 1 Monat weitgehend komplett und das Körperschema mit seinen Nahsinnen nach 9 Monaten gleich weit ist, braucht die Motorik einiges mehr an Zeit für ihre Entwicklung. Lediglich die Saugmotorik ist bei der Geburt durch das intrauterine Daumenlutschen bereits über den Mundgreif- und den Saugreflex eingespielt. Auch bekommt das Neugeborene weiterhin, wie schon vor der Geburt, ungezielte, verspielt wirkende Bewegungsimpulse von den Basalganglien aus in beide Ärmchen und Beinchen gleichzeitig (holokinetisch).

Stellreflexe. Neu nach der Geburt, die Stellreflexentwicklung, die vom Gleichgewichtssystem im unteren Stammhirn aus rasant abwärts geht, im 1. Lebensmonat zum Nacken, im 3. zu den Oberarmen (Ellbogenstütz), im 6. weiter zu den Händen und zur oberen Rumpfmuskulatur (Handstütz, Reflexumdrehen vom Rücken auf den Bauch) und im 1. Lebensjahr schließlich bis zu den Beinen. Allerdings hat inzwischen die kortikale Motorik die abwärts laufende Stellreflexentwicklung überholt.

Mundmotorik. Unmittelbar nach der Geburt führt das Neugeborene Suchbewegungen des Kopfes nach der Mamille aus, obwohl es den Kopf noch gar nicht anheben kann. Motiviert werden diese Bewegungen vom Ernährungsinstinkt. Die Impulse laufen über die kortikale Körpermotorik (sensomotorisches System). Der Saugakt aber ist reflektorisch, auch noch dann, wenn das Neugeborene in den ersten Wochen den Mund willkürlich auf und zu machen kann und mit der Zunge spielt. Das kortikale Saugen kommt erst im 3. Lebensmonat, gefolgt vom Beissen im 4. und vom Kauen im 6. Monat.

Augenmotorik. Das Fixieren und Mitdrehen der Augen mit dem Kopf gelingt mit 6 Wochen, das freie Umherblicken mit 3 Monaten.

Bezüglich der *Greifmotorik* nehmen die Händchen ab dem 2. Lebensmonat symmetrischen Kontakt zueinander auf und werden in den Mund gesteckt, ab dem 4. Lebensmonat erfolgt ein einhändiges Greifen nach Gegenständen, die ebenfalls zum Mund geführt werden. Greifen über die Mittellinie hinaus kann

Tabelle 1. Die zerebralen Entwicklungszeitmarken des Kindes bis zum 5. Lebensjahr

Alter	Sensorik	Motorik	Verhalten/Spiel/Zeichnen	Sprache
1 Monat	hört, sieht schwarzweiß spürt, riecht	hebt Kopf		
3 Monate	Raumschema perfekt, sieht Farben, akustischer und visueller Augenstellreflex	Ellbogenstütz	spielt ungeschickt mit Händen und Füßen reagiert auf Zuwendung mit Lächeln	lallt
6 Monate	kann Körperstellungen nachahmen	Handstütz rotiert auf den Bauch, greift über Mittellinie	Probierspiel isst Brot selbst	wiederholt Silben
9 Monate		Schrägsitz, Krabbeln, Kniestand Klemmgriff	fremdelt	
12 Monate	Körperschema komplett	steht auf, wirft aus dem Sitzen	Konstruktionsspiele mit Schnee und Sand	spricht erste Worte, ahmt Tierlaute nach
18 Monate	verspürt Stuhldrang	wirft im Stehen	erforscht die Umwelt	Einwortsätzchen
2 Jahre		rennt hüpft zweibeinig	trotzt Rollenspiel	Zweiwortsätzchen
3 Jahre	verspürt Harndrang	hüpft einbeinig Babinski wird negativ	kritzelt Knäuel Fertigkeitsspiele	Ich-Form singt rhythmisch/melodisch
4 Jahre			Kopffüßler Gruppenspiel	Wir-Form
5 Jahre	erlebt Sexidentität		zeichnet Umgebung	unterscheidet Wach/Traum

der Säugling erst im 5. Lebensmonat, und mit 8 Monaten gelingt der Pinzetten-griff mit Daumen und Zeigefinger.

Die *Aufrichte- und Fortbewegungsmotorik* schließlich ist die sich zuletzt ent-wickelnde Körpermotorik. Sie setzt erst im 9. Lebensmonat mit dem Schrägsitz, dem Krabbeln (das allerdings von 20% ausgelassen wird), dem Sich-Rollen und dem Sich-Aufrichten ein. Dem freien Gehen mit spätestens 1$^1/_2$ Jahren folgt das Treppensteigen mit dem gleichen Bein voran und mit 2 Jahren das Rennen, mit 2$^1/_2$ Jahren das Klettern und mit 3 Jahren die Freude am Ergänzen der Motorik mit dem Rad, dem Schlitten etc. Auch gelingt dem Kleinkind ab jetzt das erste Einbeinhüpfen und das wechselweise Treppensteigen. Im Alter von 5 Jahren ist die Motorik praktisch ausgereift und wird nun zunehmend leistungsfähiger.

Im *Spiel* folgt dem Ausprobieren ab dem 6. Lebensmonat das Konstrukti-onsspiel des 1. Lebensjahres (mit Schnee, Sand etc.), das Explorationsspiel mit 1$^1/_2$ Jahren, das Rollenspiel ab dem 2., das instrumentelle Fertigkeitsspiel ab dem 3. (Dreirad, Skier, Schlitten) und schließlich ab dem 4. Lebensjahr das Gruppenspiel.

Musisch ist das Kind bis zum 3. Lebensjahr prärhythmisch und prämelo-disch. Auch zeichnet es im 3. Lebensjahr die Mutter als Knäuel, ab dem 4. als Kopffüßler, ab dem 5. als Kopffüßler in einfacher Umgebung und erst ab dem 6. bis 7. als vervollständigtes musisches Körperschema, nachdem das visuelle schon im 3. Lebensmonat und das sensomotorische mit 1 Jahr vollständig geworden ist.

Unterscheidungsvermögen. Zwischen Junge und Mädchen unterscheidet das Kind ab dem 3. Lebensjahr, identifiziert sich aber mit seinem Geschlecht erst ab dem 5. In diesem 5. Jahr beginnt es auch den Traum von der Wirklichkeit zu unterscheiden. Obwohl es rechte und linke Seite schon ab dem 3. Lebensjahr unterscheiden kann, findet es die Wörter hierfür erst ab dem 7. Lebensjahr, um diesbezüglich nicht selten lebenslänglich täuschungsanfällig zu bleiben.

Sprachlich schließlich lallt auch das taube Kind bis ins Alter von 1$^1/_2$ Jah-ren, was die Schwerhörigkeit oft maskiert. Nach den Einwortsätzchen mit 1 Jahr folgen in jedem Jahr Sätze, die um ein Wort länger werden. Mit 3 Jahren entdecken die Kinder die Ich-Form und mit 4 Jahren die Wir-Form.

Das Kind erwirbt in schnellen Schritten die Fähigkeiten der Erwachsenen, auch wenn es noch lange kindlich bleibt.

Entwicklungszeitmarken des Kindes – Zusatzkriterien

In Tabelle 2 werden zu einigen der zu prüfenden Fähigkeiten Zusatzkriterien angegeben, die zum Zug kommen, wenn das Hauptkriterium mutmaßlich oder eindeutig aus dem Normbereich ausschert. Sind auch diese Zusatzkriterien nicht erfüllt, ist eine Therapie unabdingbar.

Auch ohne Zusatzkriterien ist Behandlung unabdingbar, wenn das Kind nach einem Monat den Kopf noch nicht anhebt, nach einem Jahr noch kein Wort spricht und nach $1^1/_2$ Jahren noch nicht gehen kann.

Tabelle 2. Entwicklungszeitmarken des Kindes – Zusatzkriterien

Alter	kann nicht	Zusatztest ebenfalls pathologisch
1 Monat	den Kopf anheben	Sogleich Therapie
3 Monate	den Ellenbogen-Stütz	*Noch immer da:* Handgreif-, Moro-, Schreit-Reflex Stützreaktion, Babkin-Reflex
6 Monate	vom Rücken auf den Bauch rollen	*Sollte können:* Handstütz, über die Mittellinie greifen
9 Monate	krabbeln	*Sollte können:* sich rollen, Schrägsitz Daumen-Zeigefinger-Klemmgriff
12 Monate	frei stehen	*Sollte können:* sich hochziehen, werfen; Instrumentalverhalten Noch immer da: Mund- und Fußgreifreflex
	Worte sprechen	Sogleich Therapie
18 Monate	frei gehen	Sogleich Therapie
2 Jahre	rennen	*Sollte treppensteigen*
3 Jahre	Dreiwortsätzchen	*Sollte können:* wenigstens Zweiwortsätzchen und kritzeln Ball rollen *Noch immer da:* Babinski-Reflex
	gehen ohne häufig zu stürzen	

Zeitmarken der Zusatzkriterien. Zu den Zusatzkriterien der ersten 3 Lebensmonate gehören phylogenetisch alte Reflexe, die bis zum 3. Lebensmonat verschwunden sein sollten. Im 6. Monat muss das Kind, wenn es sich noch nicht aus der Rückenlage in die Bauchlage drehen kann, wenigstens den Handstütz machen und über die Mittellinie greifen können. Nach 9 Monaten krabbeln nicht alle Kinder, aber sie sollten sich rollen, in den Schrägsitz gehen und den Daumen-Zeigefinger-Klemmgriff machen können. Mit einem Jahr stehen viele Kinder noch nicht frei. Sie müssen sich aber an den Wänden hochziehen, kleine Bälle werfen und mit dem Löffel essen können (Instrumentalverhalten). Auch sollten sie den Mund- und Fußgreifreflex verloren haben. Spätestens mit 18 Monaten muss das Kind frei gehen können, und mit 2 Jahren steigt es mit demselben Bein voran die Treppe hoch und rennt. Im 3. sollten wegen besserer Körper/Raum-Koordination die Stürze deutlich zurückgehen und der Babinski-Reflex verschwinden. Auch das Ballrollen sollte in diesem Alter normalerweise keine Schwierigkeiten mehr bereiten. Überdies sollte das Kind jetzt in der Lage sein, zumindest Zweiwortsätzchen zu bilden und mit Farbstiften zu kritzeln.

....

Therapiemöglichkeiten

Tabelle 3 listet die am weitesten verbreiteten störungsorientierten Therapien auf.

Die Krankengymnastik (Physiotherapie)

Die Krankengymnastik setzt vornehmlich die Eigentätigkeit der Patienten ein, um sie über Lern-, Übungs- und Trainingsabläufe zur Leistungssteigerung zu bringen. Dies kann sowohl einzeln wie im Gruppenverband geschehen. Unterstützend helfen Massage, Wärme, Elektrotherapie, Hydrotherapie, Hippotherapie etc.

Tabelle 3. Therapiemöglichkeiten

Störungen	Therapie
Motorische Störungen	Physiotherapie mit ihren diversen Weiterentwicklungen Bobath Vojta Ergotherapie SI
Feinmotorische Störungen	Ergotherapie SI Mototherapie
Wahrnehmungsstörungen – Haut, Gelenke, vestibulär – Gehör – Sehen	SI, Ergotherapie Hörschulung, Sprachtherapie Sehschulung
Sprache	Sprachtherapie
Verhalten	Verhaltenstherapie Spieltherapie Musiktherapie Maltherapie Ergotherapie

Beim zerebral geschädigten Kind geht es in erster Linie um die Geschicklichkeit, die konsequent aufgebaut werden will, wobei bezüglich der Motorik – analog der Entwicklung des gesunden Kindes – mit dem Aufbau der Mund- und Kopfbewegungen begonnen wird, um abwärts, von kranial nach kaudal, und bei den Extremitäten von proximal nach distal fortzuschreiten.

Bei peripheren Schäden hingegen steht das Zurückgewinnen der Kraft im Vordergrund, was ein Muskeltraining erfordert. Um einen solchen Trainingseffekt zu erzielen, müssen die Muskeln einen Kraftaufwand leisten, der bei mindestens 30% ihres maximalen Leistungsvermögens liegt. Optimal ist ein Aufwand von 50 bis 70%.

Bei Gelenkschäden schließlich geht es um den Beweglichkeitsgewinn.

Die Bobath-Therapie

Die Bobath-Therapie des Kindes ist eine entwicklungsneurologische Behandlungsweise mit Hemmung der phylogenetisch alten und der pathologischen Haltungsreflexe und mit Bahnung der Grundelemente der Bewegungen entlang der Entwicklungsachse: Bahnung der Stellreaktionen, des Gleichgewichtes, der Gewichtsverlagerung, der Kopf-/Rumpfkontrolle und der Rumpfrotation. Entscheidend ist hierbei das Muskelzusammenspiel über die reziproke Innervation. Phylogenetisch alte Bewegungsmuster wie die assoziierten Reaktionen sowie pathologische Muster wie beim apallischen Syndrom werden durch reziproke Hemmmuster ausgeschaltet.

Die Schlüsselpunkte für die Hemmung pathologischer Muster und für die Bahnung normaler Muster liegen proximal am Körper, von wo aus der Haltungs- und Bewegungsaufbau distalwärts erfolgt. Bei dieser Therapie müssen die Eltern oder Betreuer rund um die Uhr mitwirken.

Die ursprüngliche Ausrichtung des Interesses auf den Tonus, nach dem Motto «guter Tonus = gute Bewegung», ist inzwischen im Sinne einer sensomotorischen Förderung (Fazilitation, unterstützt durch Handling) erweitert worden.

Das Reflexumdrehen und Reflexkriechen nach Vojta

Bei Vojta wird durch Druck in vorgegebener Richtung von bestimmten Punkten am Körper aus erst eine reflektorische Abwehranspannung aufgebaut, dann aber ein Fluchtverhalten vor dem Druckreiz. Das Kind hat anfänglich keine Freude an diesen fluchtauslösenden Reizen. Es erlebt sie beängstigend und weint, gewöhnt sich aber bald daran (Adaptation).

Reflexumdrehen und Reflexkriechen. Überraschenderweise reagiert schon das Neugeborene auf Vojtas Druckeinwirkungen mit Fluchtverhalten, das in

Rückenlage aus einem Reflexumdrehen und in Bauchlage aus einem Reflexkriechen des Vierfüßlers an Ort besteht, obwohl das spontane Umdrehen erst mit 6 Monaten ausgereift ist und das spontane Kriechen mit 9 Monaten einsetzt, wenn genügend Tonus hierfür aufgebaut werden kann. Dieses Reflexkriechen erweist sich demnach als phylogenetisch altes, generalisierendes Reflexmuster des Vierfüßlers (Echsengang), das von einer ausgedehnten Reflexorganisation bis ins Stammhirn hinein zeugt und das ohne das gezielte Setzen von überdimensionierten Auslösern nie zur Anwendung kommt, weil diese Organisation schon vor dem kompletten Ausreifen von der höheren, kortikalen Motorik überrollt wird.

Fluchtverhalten. Dieses vorerst rein reflektorische, nach wenigen Monaten aber kortikal zum Instinktmuster ausgebaute Fluchtverhalten ist das intensivste Verhaltensmuster, das es überhaupt gibt, denn es ist alles verloren, wenn Flucht nicht mehr hilft. Daher wird eine in der Entwicklung steckengebliebene Motorik über das Aktivieren dieses Fluchtmusters am intensivsten und generellsten auftrainiert. Dies ist beim Kleinkind um so wichtiger, als schon 3 Monate nach dem normalen Ausreifen des Vierfüßlergehmusters das Stadium des Zweifüßlermusters erreicht wird.

Wegen der Generalisierungsmöglichkeit der Reflexmuster bis hinauf ins Stammhirn unter Einbezug des dortigen Koordinationsschwerpunktes machen auch die Schließmuskeln und die Mundmotorik mit, so dass die Kinder weniger inkontinent werden, weniger speicheln und besser sprechen lernen.

Ergotherapie

Die Ergotherapie zielt auf eine bestmögliche, ganzheitliche Anpassung ans Alltagsleben ab. Durch das Üben von Alltagsanforderungen wie Ankleiden, Essen, Trinken, Körperpflege, Schreiben, Rollenspiele etc. wird nicht nur die Geschicklichkeit in diesen Dingen in Hinblick auf eine weitgehende Selbständigkeit geübt, sondern es werden auch die Geschicklichkeit der Motorik, die Ausdauer, das Konzentrationsvermögen, die Kommunikation, die Selbsteinschätzung, Zeiteinteilung etc. verbessert oder neu aufgebaut. Der Indikationsbereich ist daher breit. Er umfasst Störungen der Grob- und Feinmotorik, der Wahrnehmung, der Sprache und des Verhaltens, Störungen also, die nicht selten in der Mehrfachbehinderung kombiniert vorkommen.

Petö. Eine besonders intensive Behandlung in dieser Richtung stellt die Methode von Petö dar, bei der die Kinder in mehr oder weniger homogenen Gruppen und in kindergerechter Umgebung (Kindermobiliar) für einige Wochen zusammenleben und sich spielerisch durch das Erlernen von Einzelschritten (konduktive Förderung mit Automatisierung) in die Verselbständigung eintrainieren.

Sensorische Integration (SI)

Wahrnehmung. Bezüglich der SI war es das Verdienst von Jean Ayres zu erkennen, dass viele Entwicklungsstörungen, seien es Störungen der Motorik, der Sprache oder des Verhaltens, auf Wahrnehmungsstörungen zurückgehen. Diese Störungen der Wahrnehmung erstrecken sich sowohl auf das Körperschema wie das Raumschema. Wie sollte ein Kind eine angepasste Motorik oder ein angepasstes Verhalten aufbauen können, wenn es den Körper und/oder den Raum nicht richtig wahrnehmen kann? Nicht aufeinander abstimmen kann?

Darum legte Ayres den Rehabilitationsschwerpunkt auf die Wahrnehmung, indem sie die Integration der Körperwahrnehmung mit der Raumwahrnehmung förderte. Dank diesem Vorgehen schafft es das Kind, sich mit seinem Körper dem Raum angepasst zurechtzufinden.

Das Gleichgewichtstraining. Überraschend entdeckte Ayres, dass vor allem das Gleichgewichtstraining die Hemmneurone z.B. des Kleinhirnes aktiviert, die die Bewegungsmuster verfeinern und präzisieren sowie die Bewegungswechsel harmonisieren. Auch kam heraus, dass dieses Training den Aufbau sowohl des Körperschemas als auch des Raumschemas und die Abstimmung dieser beiden Schemata aufeinander stark fördert, ja, dass der Gleichgewichtssinn eine generell fördernde Rolle sogar auf die Globalintegration ausübt.

Und da bei dieser Globalintegration das Globalsystem mit den 17 Teilleistungssystemen bzw. Teilsystemen in ständiger Wechselwirkung steht (abgesehen vom 18. retikulären Einwegsystem), profitieren von der Förderung der Integration sowohl die Globalvermögen mit ihren geistigen Leistungen wie auch alle Teilvermögen.

Verbesserung der Lernfähigkeit. Diese globale Förderung bis hin zu einer präziseren Motorik dank besserem integrativen Aufbau von motorischen Mustern bedeutet, dass die Dendriten und Neurite der Neurone vermehrt aussprossen (Plastizität der Neurone). Da fast alle Neurone ein Gedächtnisvermögen besitzen, wird mit der SI auch die Lernfähigkeit der Neurone besser. Diese Förderung der Lernfähigkeit ist deshalb ein weiteres Ziel der Sensorischen Integration.

Sonderformen

Weil jede Therapie an die Grenze des Machbaren stößt, entwickeln sich ständig Sonderformen von Rehabilitationsmöglichkeiten mit speziellen Schwerpunkten (z.B. die Mototherapie resp. die Therapie der Psychomotorik mit Schwerpunkt Sensomotorik), um sich letztlich doch wieder durch Ausweitung der Methodik einem übergeordneten Gesamtkonzept anzunähern. Gerade für die Störungen der verschiedenen Teilleistungen haben sich verschiedene Therapieprinzipien ausdifferenziert, z.B. für die Störungen des Sehens, des Hörens, der Sprache, der Schrift, des Verhaltens (Spieltherapie, Musiktherapie, Maltherapie) etc., die aber über die Globalintegration das Kind doch wieder in seiner Ganzheitlichkeit ansprechen.

Therapieauswahl beim Mehrfachbehinderten

Bei Mehrfachbehinderten ist es günstiger, die therapeutischen Möglichkeiten der Störungshierarchie entsprechend hintereinander einzusetzen, allenfalls mit Wiederholungen, als die verschiedenen Therapien nebeneinander laufen zu lassen, weil das geschädigte Hirn rasch ermüdet und damit der Gefahr der Überforderung (Übertherapierung) ausgesetzt ist. Die Übertherapierung aktiviert Hemmneurone, die zu einer reversiblen Blockierung des zerebralen Leistungsvermögens führen. Wie überall kommt es auf das richtige Maß an.

Der neurophysiologische Hintergrund der Störungen

Alle Störungen des Hirnes gehen auf eine Störung von Neuronenverbänden zurück, gleichgültig, ob es sich um Entwicklungsverzögerungen, Neuronenverluste oder Abblockungen durch Hemmneurone handelt, zumal abgeblockte Neurone über ein halbes Jahr hinaus zunehmend Synapsen verlieren und schließlich zu etwa der Hälfte sogar abgebaut werden können. Es ist daher wichtig, die Neuronenverbände zu kennen und ihre Störungen frühzeitig zu entdecken.

Um das Studium der Neuronenverbände zu erleichtern sei vorausgeschickt, dass das Nervensystem aus drei großen Funktionskreisen besteht:
– aus einem afferenten (Sensorik)
– einem integrativen (Integration)
– und einem efferenten Kreis (Motorik).

Der *afferente Kreis* umfasst die Sinnessysteme. In diesen Systemen greifen die Sinnesorgane die ihnen adäquaten Sinnesdaten aus der Außen- oder Körperinnenwelt auf und leiten sie zu ihren Analysesystemen des Großhirnes, wo Detektorneurone aus der Flut der anfallenden Sinnesdaten nur ganz bestimmte Musteranteile herausgreifen und auf diese Weise das Muster auseinandernehmen. In diesen Detektorneuronen gleicht das Nervensystem dem Immunsystem, das ebenfalls aus vielen Reizen nur ganz bestimmte Elemente herausgreift, weil es nur auf sie anspricht.

Der *integrative Kreis* besteht aus dem größten Neuronenkomplex, der Integrator heißt. Er besteht aus
– dem Globalsystem, das alle Hirnleistungen zur Einheitlichkeit im Ich zusammenbaut und geistig aktiv ist.
– 18 Teilsystemen, die Einzelaufgaben übernommen haben. Zu ihnen gehören die 7 Teilsysteme für die Wahrnehmung. Andere Teilsysteme verpacken Gedanken in Wörter, bauen Willensakte in Verhaltensmuster um oder vertiefen Empfundenes zum emotionalen und/oder zum musischen Erleben etc.

Der *efferente Kreis* schließlich umfasst die Systeme im Dienste der Motorik und der Energiebereitstellung durch das vegetative Nervensystem. Zu den motorischen Systemen gehören die mehr oder weniger eigenständige Reflexmotorik, die Extrapyramidalmotorik, das Kleinhirn und die Pyramidenbahn. Im erweiterten Sinn muss man auch das sensomotorische Teilsystem des Integrators hinzunehmen, das die Willensmuster des Globalsystems in motorische Muster umsetzt und diese sogenannten Willkürmuster der Extrapyramidalmotorik, der Pyramidenbahn und, direkt aus dem Globalsystem, dem retikulären System für die Energiebereitstellung weitergibt.

Kreisschluss mit der Außenwelt. Zusammen mit der Umwelt als der vierten Größe bilden die drei Leistungsbereiche des Nervensystems einen geschlossenen Kreis aus Umwelt–Sensorik–Integration–Motorik, der im Normalfall perfekt und abgestimmt funktioniert.

Kapitelfolge. Die ersten Leistungen des Kindes sind Wahrnehmungen (Sensorik) und Motorik. Daher wird zuerst auf die afferente Kontaktaufnahme mit der Außenwelt und ihre Störungen eingegangen *(Körperschema, Raumschema)*, gefolgt von der Motorik als aktives Eingreifen des Körperschemas ins Raumschema. Das Zusammenbauen des Körper- und Raumschemas zur Außenwelt in der Hirninnenwelt mit dem Einplanen des Eingreifens hingegen vollbringt der Integrator mit seinem geistig aktiven Globalsystem und seinen Teilsystemen. Ihm sind 4 Kapitel gewidmet («Integration», «Kommunikation», «Emotion», «Die musischen Fähigkeiten»). Den Abschluss macht ein Kapitel über die Fähigkeit zu regenerieren, die als *Plastizität des Nervensystems* bezeichnet wird.

Das Körperschema

Das Körperschema, das zusammen mit dem Raumschema eine Leistung der Sensorik darstellt, baut sich aus den Leistungen der Nahsinne auf, die alle in direktem Kontakt mit ihren Auslösern stehen. Nahsinne sind
– die Somästhesie (Oberflächensinne, Hautsinne)
– die Kinästhesie (Tiefensinn bzw. Propriozeption + Gleichgewichtssinn)
– der Geschmackssinn.
Entsprechend gibt es im Rahmen des Körperschemas
– das Hautschema
– das Haltungs- und Bewegungsschema (Verhaltensschema)
– das Geschmacksschema.

Das Hautschema

Das Hautschema geht auf die Hautsinne (Somästhesie) zurück und stellt das komplexeste Schema dar, weil es auf verschiedenartigen Rezeptoren, die über die ganze Haut verteilt sind, basiert; es handelt sich durchwegs um freie Nervenendigungen, die zum Teil reizverstärkende Bindegewebshüllen haben oder um Haare als Hebelarme herum angelegt sind. Sie schreiben nur ganz bestimmte mechanische Reize, die auf die Haut einwirken, in bioelektrische Signale um. Entsprechend gibt es die:
– Berührungs-, Druck-/Vibrations- und Thermorezeptoren
– Schmerzrezeptoren.
Daraus resultiert hauptsächlich:
– das Berührungsschema
– das Schmerzschema.

Das Berührungsschema
In das Berührungsschema fließen nicht nur Berührungs-, sondern auch Druck-/Vibrations- und Temperaturinformationen. Alle zusammen machen dieses Schema aus.

Die Rezeptoren (Abb. 1)
Während die *Berührungsrezeptoren* als freie Nervenendigungen oder mit kleinen bindegewebigen Verstärkerstrukturen an ihren Enden unmittelbar unter

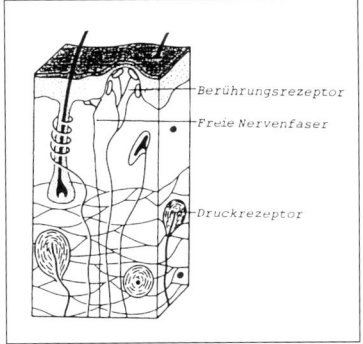

Berührungsrezeptor

Freie Nervenfaser

Druckrezeptor

Abb. 1. Die Hautrezeptoren: freie Nervenfasern, z.T. mit verstärkenden Bindegewebshüllen oder Zwiebelschalenstrukturen an den Enden (Druck-/Vibrationsrezeptor), z.T. um Hebelarme (Haare) herum angelegt.

der Haut liegen und beim Abschürfen der Haut regeneriert werden, sind die *Druckrezeptoren* von einer zwiebelschalenartigen Hülle umgeben, die es ihnen ermöglicht, Vibrationen bis zu 800 Hertz hinauf zu registrieren. Das bedeutet, dass sie auch auf die Basstöne der Musik ansprechen, weshalb man diese tiefen Töne nicht nur hört, sondern auch als Vibration spürt. Jugendliche mögen dieses «Durchvibriertwerden» besonders gern, da es ein Ersatz für die weggefallenen Streicheleinheiten der Eltern sein kann. Für sie können die Bässe nicht laut genug erklingen. Die *Thermorezeptoren*, ebenfalls freie Nervenendigungen, registrieren die Molekularbewegungen (Brownsche Bewegungen): die Kaltrezeptoren die langsamen, die Warmrezeptoren die schnelleren. Bei Hitze reagieren beide zusammen und ergeben das Gefühl des Brennens.

Die Afferenzen (Abb. 2)

Die Rezeptoren übergeben ihre bioelektrischen Signale afferenten Neuronen im Rückenmark und Stammhirn, die sie zum Analysator im Großhirn weiterleiten. Es gibt zwei afferente Systeme:
– das direkte, schnelle, das aus nur 3 hintereinandergeschalteten Neuronenebenen besteht
– das phylogenetisch alte, unspezifische System aus ganzen Neuronenketten, das langsam arbeitet und zum retikulären System gehört.

Die Analyse

Die Neurone des Analysesystems sind vorwiegend Zellen, die aus der Fülle der eingehenden Afferenzen nur jene Detailinformationen herausgreifen, auf die sie genetisch und zusätzlich durch das Beliefertwerden programmiert sind. Bei der Komplexität der einlaufenden Außenweltmuster gibt es mehrere verschiedenartige Detektorneurone:
– Ortsdetektoren, die nur auf jene Afferenzen reagieren, die aus einer bestimmten Körperregion kommen, z.B. aus der Großzehe. Diese Detektoren liefern

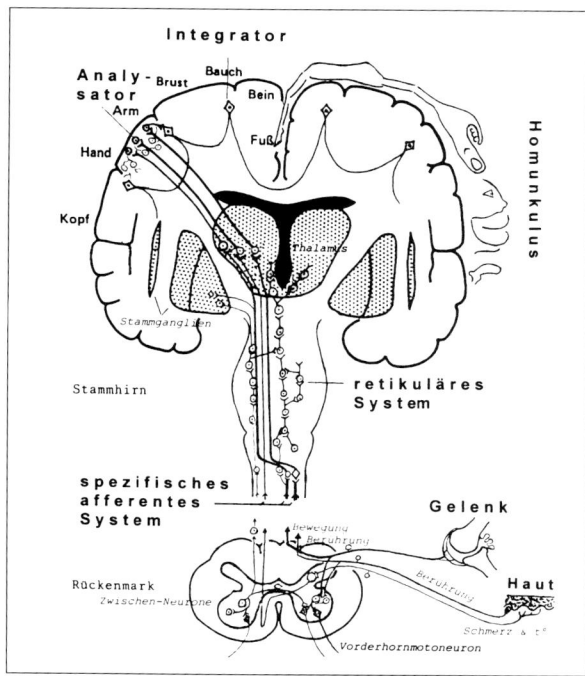

Abb. 2. Das spezifische (aus 3 Neuronenebenen hintereinander aufgebaute) und das unspezifische (retikuläre) afferente System mit dem Homunkulus als dem im somästhetischen und kinästhetischen Teilsystem zusammengebauten Körperschema.

die Informationen für den je zur Hälfte gegenüberliegenden Wahrnehmungshomunkulus im Wahrnehmungssystem (Abb. 2 und 6, s. S. 24).

– Qualitätsdetektoren greifen nur bestimmte Reizarten aus wiederum nur ganz bestimmten Rezeptoren auf. Zu ihnen gehören die Berührungs-, Druck-, Vibrations- oder Temperaturdetektoren.

– Intensitätsdetektoren sprechen ausschließlich auf die Reizintensität an. Wurden sie alle nur auf feine Reize programmiert, weil nie grobe eingelaufen sind (wie z.B. bei der Prinzessin auf der Erbse), bedeutet jeder kräftigere Reiz eine Übersteuerung, auf die mit Abwehrverhalten reagiert wird (z.B. taktile Abwehr).

– Ferner gibt es Reizrichtungs-, Reizintervalldetektoren usw.

Die Integration

Wahrnehmung. Aus der Fülle der zerlegten Musterdetails in den Detektoren werden vom Integrator als dem größten Neuronensystem jene Aktivitätsmuster herausgegriffen und zur Außenwelt in der Hirninnenwelt zusammengebaut, die ihn interessieren. Dies ist nicht mehr eine Analyseleistung, sondern das Gegenteil, eine Integration, bewerkstelligt vorerst durch Kombinatorneurone im Wahrnehmungssystem des Integrators bzw. im somästhetischen Teilsystem für

---

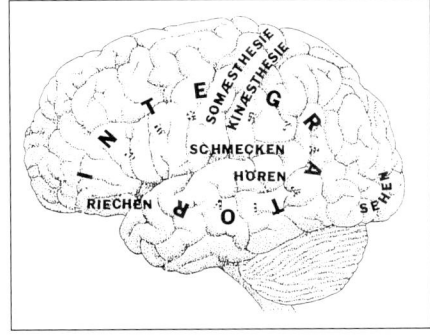

Abb. 3. Die 3 Wahrnehmungsareale für das Körperschema: Somästhesie (Hautsinn), Kinästhesie (Haltungs- und Bewegungssinn) und Schmecken sowie die 3 Wahrnehmungsareale für das Raumschema: Sehen, Hören, Riechen.

die Hautsinnwahrnehmung (Abb. 3). Besteht der Integrator doch einerseits aus dem Globalsystem und andererseits aus den Teilsystemen, darunter dem Wahrnehmungssystem für die Hautsinne. Diese Kombinatorneurone des Hautwahrnehmungssystems liegen zwar im gleichen Areal wie die Detektorneurone, aber in einer anderen Zellschicht (s. Abb. 27, S. 74). Sie sind nur für die Vorbereitung der Wahrnehmung, nicht für die Wahrnehmung selber zuständig (hierzu ist das Globalsystem da). Wohl aber werden alle aus dem Detektorsystem herausgegriffenen und zusammengebauten Wahrnehmungsmuster in ihnen gespeichert. Das Abbild der Haut sieht allerdings verzerrt aus (gekreuzt halbseitiger somästhetischer Wahrnehmungshomunkulus, Abb. 2 und 6, s. S. 24), weil die Rezeptordichte nicht überall gleich, sondern vor allem im Mund- und Handbereich groß ist. Entsprechend werden diese funktionell wichtigen Körperteile auch in den Detektoren und Kombinatoren hervorgehoben. Der Mensch ist ein Mund-Hand-, bzw. ein Sprech-Greif-Wesen.

Selektion. Der Umweg über die Analyse und den erneuten Zusammenbau im Integrator hat den Vorteil, dass nicht die ganze Außenwelt übernommen werden muss, sondern nur der wichtigste Teil davon. Dies ist ein Selektionsprinzip im Dienste der Ökonomie, das verhindern hilft, das Gedächtnisvermögen der Integratorneurone mit unbedeutenden Informationen zu überlasten.

Erkennen. Die im Wahrnehmungssystem selektiv zusammengebauten bioelektrischen Muster als stark vereinfachte Außenwelt werden mit den Gedächtnisinhalten der Kombinatorneurone dieses Wahrnehmungssystems verglichen. Finden sich gleichartige, schon früher mal eingegangene Muster, z.B. das Muster «vom Feuer gebrannt», werden die eingegangenen Muster mit den engrammierten zusammen ins Globalsystem weitergegeben, wodurch das Globalsystem diese Muster (den zusammengebauten Globalhomunkulus im Globalsystem) nicht nur wahrnimmt, sondern als bereits bekannte Muster wiedererkennt und erlebt.

Zusammenbau des Körperschemas und des Körper-im-Raum-Schemas. Hinzu kommt, dass das Globalsystem alle Wahrnehmungsmuster der verschiedenen Körperwahrnehmungssysteme zum Körperschema und dieses mit dem Raumschema zum Körper-im-Raum-Schema zusammenbaut.

Zusammenspiel zwischen Körperschema und Globalsystem. Das beim Menschen geistig aktive Globalsystem wählt schon auf dem Niveau der Wahrnehmungssysteme aus den Analysesystemen aus, was es interessiert (Interessenschwelle). An dieser Auslese beteiligt sich aber auch das Sich-Konzentrieren auf Einzelheiten (Konzentrationsschwelle). Beide Schwellen zusammen machen die Übernahmeschwelle aus, die ein Abwärtsgeschehen darstellt, während das Übernehmen der angebotenen Wahrnehmungsmuster ein Aufwärtsgeschehen bedeutet, beides zusammen ein Zweiwegverfahren von Einwegsystemen nach folgender Formel:

$$GM = kwm \times \left(S_{+1/-x}\right) + R$$

GM = Globalmuster; kwm = vom Wahrnehmungssystem über das Globalsystem gesteuert ausgelesenes Körperwahrnehmungsmuster aus dem Analysesystem, das dem Globalsystem weitergegeben wird; R = alle übrigen Globalmuster; $S_{+1/-x}$ = Positiv- und Negativschwelle des Globalsystems für den auslesenden Wahrnehmungsmusteraufbau des Wahrnehmungssystems aus dem Angebot des Analysesystems (s. Abb. 29, S. 78).

Schwellenumkehr. Bei S = 0 ist die Schwelle (vergleichbar mit einer fehlenden Türschwelle) zusammengebrochen, d.h., das Globalsystem ist auf die Körperschemasysteme maximal ansprechbar. Unter Null schlägt die Schwelle in eine Aktivierung der Teilsysteme um, indem das Globalsystem im Wahrnehmungssystem die gesuchten Teilsystemengramme weckt und übernimmt, wodurch wir uns dieser Erinnerungen wieder bewusst werden. Die Wahrnehmungsengramme sind demnach ein Kode für die viel umfassenderen, assoziierten Engramme im Globalsystem, die die dazugehörigen, gleichzeitig im Globalsystem abgelegten Ganzheitsengramme inklusive der Begleitumstände assoziativ wecken und umgekehrt.

Entwicklung

Mundschema. Der Aufbau des Berührungs- und Bewegungsschemas für den Mund beginnt schon vor der Geburt, indem das Kind am Daumen lutscht. Dabei werden Oberflächen- und Tiefenafferenzen sowohl aus dem Daumen als auch aus den Lippen und der Zunge über die phylogenetisch alten und auch über die neuen, wegen der fehlenden Myelinscheide noch langsam leitenden Bahnen ins somästhetische und kinästhetische Wahrnehmungssystem eingespeist, die beide zusammen das Mundschema ergeben. Dieses passt beim Säugling exakt auf die Brust der Mutter. Da mit dem Daumenlutschen überdies der Mundgreif- und der Saugreflex miteingespielt worden sind, kann der Säugling gleich nach der Geburt saugen.

Das Mundschema war schon in der Phylogenese das älteste Körperschema; z.B. besitzen die Coelenterata (Hohltiere), eine der stammesgeschichtlich ältesten Tiergruppen, im Bereich des Mundfeldes (und an der Basis) ein besonders dichtes Nervennetz, das sich bei den Urmundtieren weiter differenziert.

Das Handschema. Ebenfalls schon vor der Geburt wird durch das Daumenlutschen das Daumenschema anprogrammiert. Zum Handschema ausgeweitet wird es aber erst nach der Geburt, indem der Säugling nach immer mehr Objekten in seiner Umgebung greift.

– Im 4. Monat gelingt das gezielte Greifen mit nur 1 Hand, wobei noch immer alles zum Mund geführt wird.
– Mit 5 Monaten greift der Säugling über die Mittellinie. Er wird jetzt förmlich zum «Greifkind».
– Mit 8 Monaten schließlich greift er mit Daumen und Zeigefinger (Pinzettengriff).

Das *taktile Fußschema* beginnt mit dem Spielen mit den Füßen ab dem 3. Lebensmonat.

Das *Rumpf/Kopf-Schema* wird ebenfalls weiter ausgebaut, weniger durch das Kind selbst als vielmehr durch die Mutter, indem sie das Kind umarmt, küsst und häufig streichelt.

Störungen und Rehabilitation
Dysästhesie und Hypästhesie. Ein Ausfall der Oberflächensensibilität vom Rezeptor bis zu den Kombinatorneuronen des Wahrnehmungssystems führt zur verminderten (Hypästhesie) oder sogar völlig ausgefallenen Oberflächenwahrnehmung (Anästhesie), und zwar je nach Lage der Läsion auf der gleichen oder gegenüberliegenden Seite. Bei Myelinscheidenschäden mit Reizübersprüngen oder beim Ansprechen von unspezifischen, polysensorischen Detektorneuronen kommt es zur Dysästhesie, und beim Auftreten von ektopischen Schrittmachern in den afferenten Nervenfasern zu Spontanparästhesien.

Störungen im Wahrnehmungssystem führen im einfachsten Falle zum Erinnerungsverlust mit entsprechender Dysgnosie bis Agnosie. Fallen aber Kombinatorneurone aus, wird das Wahrnehmungsschema lückenhaft oder die Wahrnehmung sogar ganz unmöglich. Fallen nur wenige Neurone aus, spürt das Kind die betroffene Seite nicht, wenn es gleichzeitig beidseitig berührt wird (sogenanntes Auslöschphänomen). Wird es aber nur auf der betroffenen Seite berührt, nimmt es die Berührung wahr. Bei ausgeprägterem Neuronenausfall geht allerdings auch diese einseitig noch vorhandene Berührungswahrnehmung zurück. Störungen im Globalsystem schliesslich erschweren den Zusammenbau mit den andern Sinnessystemen und stören die Wahrnehmung. Sind sie organisch bedingt, redet man vom psychoorganischen Syndrom (POS).

Deprivation. Ein Mangel an taktilen Reizen durch die Eltern bedeutet Deprivation. Und Deprivation bringt immer eine Verzögerung der taktilen Körperschemaentwicklung mit sich. In dieser Situation müssen die entsprechenden Berührungsreize um so häufiger angeboten werden, je mehr das Kind aufholen muss.

Hirnschaden. Ein Überangebot an taktilen Reizen benötigt auch das Kind mit Hirnschaden. Es braucht vermehrt solche Reize, damit die geringere Zahl an Neuronen stärker gefördert wird als dies beim gesunden Kind mit normaler Neuronenzahl notwendig ist. Das erweist sich allerdings bei taktiler Abwehr als schwierig.

Bei der *taktilen Abwehr* werden (abgesehen bei Schmerzen) Berührungsreize bedrohlich und damit beängstigend erlebt (Ansprechen des emotionalen Teilsystems auf die taktilen Wahrnehmungsmuster in der Globalintegration), das Kind gerät in Panik, wenn die Berührungsreize nicht aufhören. Entsprechend muss das Kind mit Berührungsreizen vertraut gemacht werden, bis das emotionale Teilsystem nicht mehr mit Angstmustern reagiert. Eine einschleichende Gewöhnung an die Reize ist dabei manchmal besser als eine massive, schockartige Umklammerung, die das Kind mit intensivsten Reizen überflutet, um damit die schwachen Reize zu verharmlosen bzw. zu entwerten (Ausnützen des Adaptationsvermögens).

In der *Rehabilitation* ist es der Phantasie der Therapeutin überlassen, die verschiedensten Möglichkeiten des Körperkontaktes einzusetzen. Sehr beliebt sind Wasserspiele, die das Körperschema sanft aufbauen (damit wurde schon im Fruchtwasser begonnen) oder das Sich-Anmalen, Sich-Einhüllen, Sich-abreiben- oder -kitzeln-Lassen, Sich-in-die-Hängematte- oder Sich-versteckend-unter-Decken-Kuscheln usw.

Das Schmerzschema

Die *Rezeptoren* dieses Schemas finden sich nicht nur in der Haut, sondern überall im Körper. Damit ist das Schmerzschema das allgemeingültigste Schema; es stellt ein Negativschema dar, weil es Abwehrverhalten auslösen muss. Erregt werden die Rezeptoren durch chemische Substanzen wie Prostaglandine, Substanz P oder Histamin, wenn der mechanische Reiz zerstörend stark wird. Es handelt sich also vorwiegend um Chemorezeptoren. Die Signale laufen über das spezifische, vor allem aber über das unspezifische afferente System (Abb. 2), um postzentral analysiert, wieder kombiniert und ins Globalsystem integriert zu werden.

Entwicklung. Bei der Geburt ist die Schmerzwahrnehmung – wie bei allen Nahsinnen – schon da, aber noch ganz unspezifisch entwickelt; es gibt lediglich

Detektoren für die Intensität und die Qualität Schmerz und nur das Schreien und Strampeln als Reaktion darauf. Die Ortsdetektoren sind noch nicht differenziert, und die Motorik ist auch noch nicht zu einer gezielten Abwehr oder Flucht fähig.

Die *spezifische Schmerzwahrnehmung* erfolgt spät. Erst nach dem 3. Lebensjahr kann das Kind dank der voll entwickelten Ortsdetektoren angeben, wo es Schmerzen hat, und kann auch die Schmerzarten immer besser unterscheiden (Prellung, Schnittverletzung, Kolik, Zahnweh, Juckreiz). Entsprechend setzt es jetzt motorisch alles daran, die Schmerzen wieder loszuwerden. Es wehrt sich gegen den Auslöser und nimmt bei inneren Schmerzen eine antalgische Haltung ein. Bei Bauchweh rollt es sich ein, einen schmerzenden Arm schont es, bei Beinschmerzen hinkt es, oder es presst bei Kopfweh beide Hände gegen den Kopf. Das Schmerzschema ist ein wichtiges Schutzschema, ohne das wir höchst verletzungsgefährdet wären.

Moskowitz hat entdeckt, dass bei *Kopfschmerzen* die Schmerzrezeptoren nicht nur in der Lage sind, Schmerzreize in bioelektrische Signale umzuschreiben, sondern auch schmerzauslösende biogene Substanzen auszuscheiden, die eine örtliche Entzündung in der Gefäßwand zur Folge haben. Diese Entzündung reizt die benachbarten Schmerzfasern. Überdies läuft die Afferenz nicht nur aufwärts zum Zellkörper, sondern auch in die Seitenäste und wieder hinunter zu allen anderen Rezeptoren dieses Neurons, wo ebenfalls biogene Substanzen ausgeschüttet werden. Dadurch breiten sich die Kopfschmerzen schnell aus und hören erst wieder auf, wenn die Gegenregulation wirksam wird.

Zu den *Störungen* gehören die Übersteuerung und das äußerst seltene Fehlen dieses Schemas, hinter dem ein genetischer Programmfehler steckt. Die Schmerzrezeptoren werden hierbei nicht angelegt. Daher verletzen sich diese Kinder, ohne es zu merken.

Schmerzkrankheit. Chronische Schmerzen übersteuern das Schmerzsystem. Leider werden dadurch schwer ansprechbare, unspezifische Detektorneurone spontanaktiv, das Kind verspürt ständig Schmerzen, selbst wenn die Rezeptoren schweigen. Es ist «schmerzkrank» geworden. Überdies nehmen diese Detektoren sowohl Schmerz- wie Berührungsafferenzen auf, sind also polysensorisch, wodurch Berührungen allein schon schmerzhaft werden *(Konvergenzdysästhesie)*. Dies kann zu einer der Ursachen für die taktile Abwehr werden.

Angst. Stets kommt zum Schmerzmuster Angst hinzu, weil die Schmerzmuster im Globalsystem sehr leicht ins emotionale Teilsystem kopiert werden. Das darauf antwortende Teilsystem bringt eine Angstkomponente ins Schmerzerleben des Globalsystems ein, was das Weinen des Kindes verstärkt und die Eltern noch mehr beunruhigt. Aus therapeutischer Sicht müssen daher vorerst sowohl das Kind wie die Eltern beruhigt werden.

Das Haltungs- und Bewegungsschema (Verhaltensschema)

Dieses Schema hat seine Rezeptoren nicht an der Körperoberfläche, sondern einerseits im Bindegewebe (Gelenkskapseln, Bänder, Sehnen, Faszien) und andererseits im Innenohr. Die Sinne hierfür sind der Gelenkssinn (heißt auch Tiefensinn bzw. Propriozeption) und der Gleichgewichtssinn, die beide zusammen die Kinästhesie ausmachen. Die Kinästhesie ist damit der Oberbegriff für
– Propriozeption (Bindegewebssinn, Tiefensinn)
– Gleichgewichtssinn.
Nicht zu diesem Schema gehören die Muskel- und Sehnenspindeln, die ihre Signale nicht bis ins Großhirn schicken und damit keine Sinnesleistung hervorbringen.

Die Rezeptoren
Die Rezeptoren teilen sich in 2 Hautgruppen auf:
– Rezeptoren des Bindegewebes (Propriozeptoren)
– Rezeptoren des Gleichgewichts (Gleichgewichtsorgan im Innenohr).

Für die *Propriozeption* finden sich überall im Bindegewebe freie Nervenendigungen, die auf Dehnungen und Dehnungsänderungen ansprechen. Sie geben vor allem die Stellung und Stellungsänderung der Gelenke und der Lippen, aber auch die der Sehnen und damit die aufgewendete Muskelkraft wieder (die Muskelspindel spielt für den «Kraftsinn» keine Rolle, weil ihre Afferenzen nicht bis in den Kortex gelangen). Da der Körper schwer ist (entsprechend der Erdanziehung), ist die Propriozeption gleichzeitig ein Erdanziehungssinn für den Körper.

Für das *Gleichgewicht* des Kopfes der Erdanziehung gegenüber sind hingegen andere Rezeptoren, nämlich die Rezeptoren im Innenohr verantwortlich, die schon im 5. Schwangerschaftsmonat vorhanden sind. Man unterscheidet 2 Typen (Abb. 4):
– *Kalkplattenrezeptoren*, die die Stellung des Kopfes gegenüber der Erdanziehung, aber auch die Translations- sowie die Senkrechtbeschleunigungen signalisieren
– *Gallerthutrezeptoren* in den Bogengängen für die Rotationsbewegungen. Im

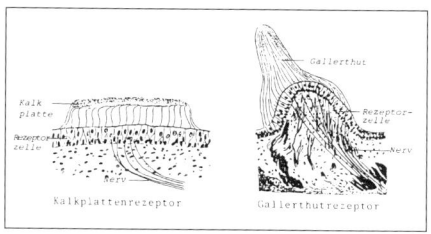

Abb. 4. Die beiden Gleichgewichtsrezeptortypen im Innenohr: der Kalkplatten- und der Gallerthutrezeptor.

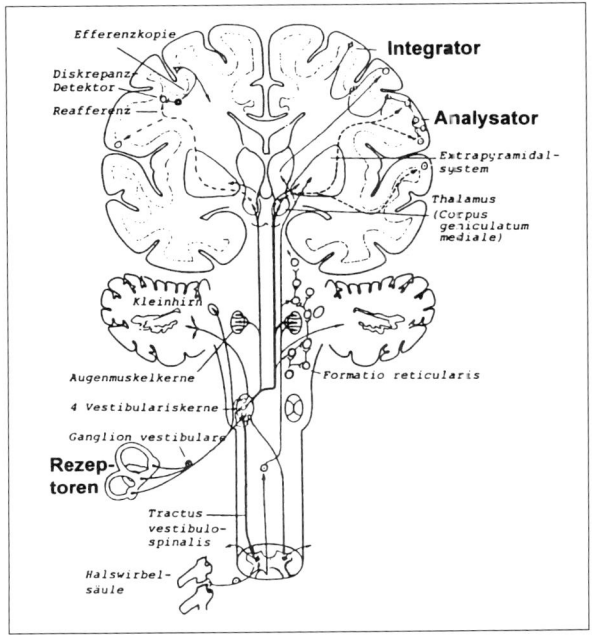

Abb. 5. Die Gleichgewichts-
organisation vom Rezeptor
über die Vestibularis-Kern-
gruppe und das Kleinhirn
bis hinauf zum Analysator.

Alltagsleben spielt der horizontale Bogengang, der horizontale Drehbewegun-
gen signalisiert, die Hauptrolle. Entsprechend resultiert, wenn das ganze
System einschließlich des sagittalen und frontalen Bogengangs gestört ist, ein
horizontaler Drehschwindel.

Die Afferenzenverarbeitung
Sämtliche vom Kind ausgeführten Haltungen und Bewegungen werden
von den Gelenks- (Abb. 2, s. S. 16) und Gleichgewichtsrezeptoren registriert.
Die Muster der Gleichgewichtsrezeptoren gehen zu den Vestibulariskernen
(Abb. 5), die eng mit dem Kleinhirn zusammenarbeiten und die eigentliche
Gleichgewichtszentrale darstellen. Gekreuzt zu beiden Großhirnhälften weiter-
geleitet, werden die Afferenzen der Propriozeption wie die des Gleichgewichts-
systems vom kinästhetischen Analysator parietal beidseits auseinandergenommen und vom kinästhetischen Wahrnehmungssystem des Integrators (Abb. 3,
s. S. 17) wieder zusammengebaut.
Der kinästhetische Wahrnehmungshomunkulus (kinästhetischer Homunkulus).
Das ausgelesene und wieder zusammengebaute kinästhetische Muster des ausgeführten Verhaltens ist der kinästhetische Wahrnehmungshomunkulus (Abb. 6).
Dieser ist ein beidseits halbseitiger Homunkulus, entscheidend geprägt durch
die Verteilung der Ortsdetektoren.

Das Körperschema

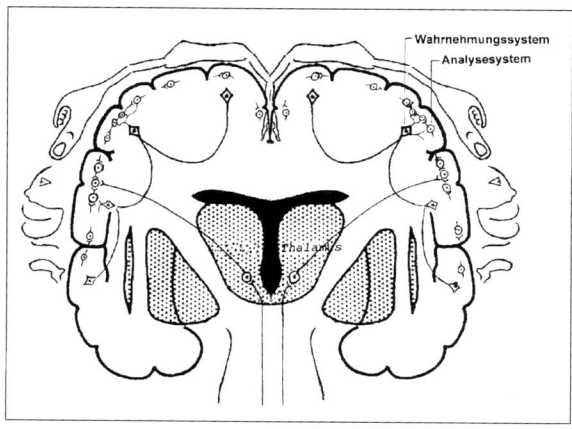

Abb. 6. Je halbseitig gekreuzt abgebildeter Wahrnehmungs-homunkulus der Körpersinne (Somästhesie, Kinästhesie, Geschmack).

Globalhomunkulus. Die beiden Hälften des kinästhetischen Homunkulus werden ins Globalsystem übernommen, wo sie zum einheitlichen Haltungs- und Bewegungsmuster resp. Verhaltensmuster resp. bewegten Körperschema resp. Globalhomunkulus (Abb. 7) zusammengebaut und wahrgenommen werden.

Haltungsmuster sind z.b. der Schrägsitz, das Stehen, das Kauern, das Sitzen, sogar das Liegen etc.

Bewegungsmuster sind das Robben, Krabbeln, der Spinnengang (Bären-gang), das Gehen, Rennen, Klettern, Schwimmen etc.

Bedeutung für die Motorik
Die Kinästhesie hat 2 wichtige Bedeutungen für die Motorik:
– *Wahrnehmen der Ausgangslage.* Das Wahrnehmen der Ausgangslage (Global-homunkulus) ist für die Motorik deshalb so wichtig, weil sie ohne Kenntnis der Ausgangslage kein vernünftiges Verhaltensmuster der Erdanziehung gegenüber aufbauen könnte.
– *Rezeptiver sensomotorischer Homunkulus.* Das vereinheitlichte und wahrgenom-mene kinästhetische Verhaltensmuster im Globalsystem (Globalhomunkulus) wird in den vorwiegend einseitig (beim Rechtshänder linksseitig) ausdifferen-zierten Rezeptivanteil des sensomotorischen Teilsystems kopiert, um hier gespeichert zu werden und jederzeit als ganzheitliches Verhaltensmuster abruf-bereit zu sein (rezeptiver sensomotorischer Homunkulus, Abb. 22, S. 59). Der Rezeptivanteil des sensomotorischen Teilsystems ist demnach ein abrufbares Depot an bereits ausgeführten Haltungs-und Bewegungsmustern, die die Mo-torik nicht wieder neu erfinden muss, sondern abrufen kann. Sie braucht sie lediglich noch globalintegrativ der momentanen Umweltsituation anzupassen.

Das Körperschema

24

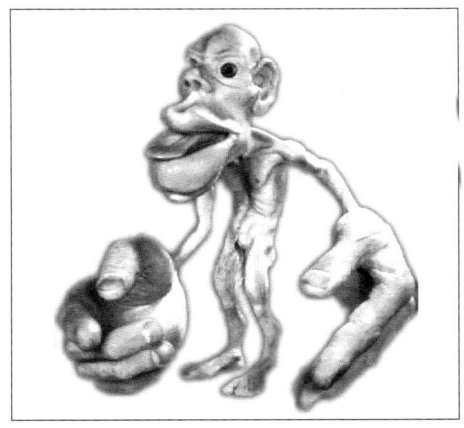

Abb. 7. Der im Globalsystem zusammengebaute, einheitliche Globalhomunkulus.

Störungen

Wahrnehmungsstörung und Agnosie der Haltung und Bewegung. Störungen
zwischen dem Rezeptor und dem übernehmenden Wahrnehmungssystem
führen zur Wahrnehmungsstörung der Haltungen und Bewegungen (Hypästhesie bis Anästhesie für den Tiefensinn, Schwindel bei Gleichgewichtsstörungen
mit vestibulärer Abwehr).

Dysgnosie. Liegt die Störung lediglich im Gedächtnisvermögen des Wahrnehmungssystems, kann ein wiederholtes Verhalten nicht mehr wiedererkannt
werden. Es liegt eine Stereodysgnosie oder sogar eine Agnosie vor. Dies ist die
leichteste Form einer Störung der Wahrnehmungssysteme. Fallen jedoch Kombinatorneurone aus, kommt zur Dysgnosie immer auch ein Wahrnehmungsaus-
fall hinzu (Dysästhesie oder sogar Anästhesie für Gelenksstellungen und Stel-
lungsänderungen), weil an das Globalsystem zu wenig Signale weitergeleitet
werden.

POS. Liegt die organische Störung im Globalsystem, gelingt die Wahrnehmung der Verhaltensmuster nicht gut. Ihr Zusammenbau mit anderen Wahrnehmungsmustern ist dann ebenfalls defekt. Ein korrektes Körperschema in
einem korrektem Raumschema ist nicht mehr möglich.

Dyspraxie. Ist das reafferente kinästhetische Wahrnehmungsmuster im Globalsystem nicht korrigierbar defekt, wird es vom sensomotorischen Rezeptivanteil aus dem Globalsystem herauskopiert, abgelegt und vom Kreativanteil so,
wie es defekt abgelegt worden ist, wieder aufgerufen, wenn erneut dasselbe Verhaltensmuster (z.B. das Gehmuster) ausgeführt werden soll. Allerdings kann der
Kreativanteil die aufgerufenen defekten Muster korrigieren. Aber wenn sich das
Globalsystem nicht darauf konzentriert, tut dies der Kreativanteil nicht mehr. Es
entwickelt sich eine rezeptive Dyspraxie (s. S. 68) .

Das Körperschema

Vervielfachtes Schema. Selten kommt es über die Supplementärzonen (prä-
motorische, supplementäre, präsupplementäre) zu einer Störung des Körperschemas mit Verdoppelung oder gar Vervielfachung einer Extremität.

Rehabilitation

Jean Ayres hat nachweisen können, dass das Trainieren des Gleichge-
wichtssinnes einen wichtigen Anstoß für das Hirn gibt, mit den Störungen des
motorischen Verhaltens, aber auch mit den Störungen des ganzen Körperschemas und sogar aller anderen Leistungsvermögen des Hirnes fertig zu werden.
Das Einspielen des Gleichgewichtes ist ein Unterfangen, an dem sich das ganze
Hirn beteiligt, weil sich der Körper stets im Gravitationsfeld befindet und sich
dagegen behaupten muss. Darum wird beim Üben des Gleichgewichtes das
ganze Hirn gefordert und trainiert. Zum Einsatz kommen Schaukel, Schwebe-
balken, Hängematte, Trampolin, Hangeln am Seil etc., alles Dinge, an denen
auch das gesunde Kind Gefallen findet, und dadurch sein Verhaltensschema
ausbaut.

Generalisierungseffekt. Noch erstaunlicher ist, dass bei diesen Gleichge-
wichtsübungen auf der Schaukel, dem Trampolin, an der Stange, auf dem Krei-
sel, dem Fahrrad, im Wasser usw. ganz besonders jene Neuronenverbände trainiert werden, die geschädigt worden sind. Bei verminderter Hemmung mit entsprechend überschießender Erregung z.B. werden die Hemmneurone, bei verminderter Erregung mit überschießender Hemmung hingegen die erregenden
Neurone gefördert. Daher profitieren sowohl das erethische wie das antriebslo-
se, apathische Kind. Und für alle verbessert sich gleichzeitig die Lernfähigkeit
aller Neuronenverbände.

Das Geschmacksschema

Das gustatorische Zungenschema. Einen kleinen, aber nicht minder wichtigen Anteil am Körperschema liefert das gustatorische Zungenschema, das ebenfalls in direktem Kontakt mit dem Auslöser steht. Es muss hundertprozentig
zuverlässig über die Essbarkeit entscheiden. Hat es sich für die Essbarkeit ent-
schieden, wird der Geschmacksträger zermalmt und in seine chemischen Bausteine aufgelöst.

Die Rezeptoren

Die Geschmacksrezeptoren sind Chemorezeptoren in den Geschmacksknospen der Zunge (Abb. 8). Für den Geschmackssinn lassen sich 4 Grund-
empfindungen deutlich gegeneinander abgrenzen: süß, sauer, salzig, bitter.
Außer diesen Grundqualitäten werden noch zwei Nebenqualitäten, alkalisch

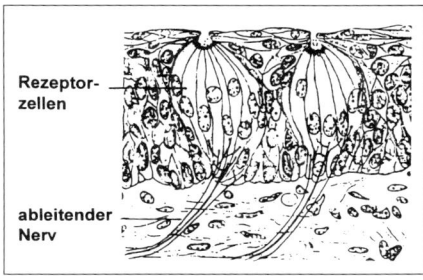

Rezeptor-
zellen

ableitender
Nerv

Abb. 8. Geschmacksrezeptoren in einer Geschmacksknospe der Zungenschleim-haut.

(sodig, seifig) und metallisch, unterschieden. Mit diesen 6 Geschmacksqualitä-ten kann keine große Vielfalt aufgebaut werden. Es kommt jedoch der Geruchs-sinn hinzu, der es erlaubt, ein feines Essen zur «Geschmackssinfonie» aufzuwer-ten.

Die Integration
Die über nur drei Neuronenebenen zum Großhirn geleiteten Zungeninfor-mationen (Abb. 9) werden von den Geschmacksdetekorgruppen auseinanderge-nommen und von den Kombinatoren des Geschmackswahrnehmungssystems (integratives Teilsystem für das Schmecken, Abb. 3, s. S. 17; Zunge des Wahr-nehmungshomunkulus, Abb. 6, s. S. 24) selektionierend wieder zusammenge-baut. Im Globalsystem fügen sie sich mit den Geruchsmustern aus dem Geruchssinn zu den feinen Aromamustern des Essens zusammen, die zusätzlich globalintegrativ musisch erlebt werden.

Bedeutung
Schutzschema. Im Rahmen des Körperschemas hat die Geschmackswahr-nehmung den gefährlichen Reizen gegenüber, die dem Körper schaden oder ihn sogar umbringen können, einen schützenden Stellenwert (hierher gehören viele Bitterstoffe, die schon das Frühchen angeborener Weise ablehnt, während es für Süßstoffe sofort zu haben ist). Verdorbene Speisen, giftige Beeren, stachelige, ungenießbare Früchte, heiße Gerichte usw. sind z.B. Dinge, die nicht ver-schluckt werden dürfen. Hierbei ist auch das Hautschema der Zunge (Berührung, Temperatur, Schmerz) beteiligt.
Genussschema. Hinzu kommt über den globalintegrativen Zusammenbau mit der Geruchswahrnehmung die Bedeutung als Genussschema, das schon beim Neugeborenen ein Behagen mit sich bringt und die zuerst getrunkene Milch der Milch einer Amme oder sogar der Mutter vorziehen lässt.

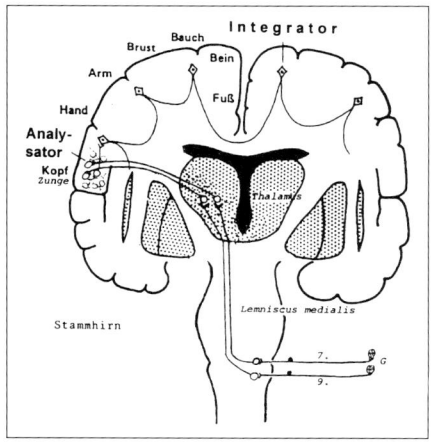

Abb. 9. Das afferente System für den Geschmack, aus 3 Neuronenebenen hintereinander aufgebaut, das erste Neuron im 7. und 9. Hirnnerv. G = Geschmacksknospen in der Zunge.

Störungen

Geschmacksstörungen (Dysgeusie) sind äußerst selten; sie treten am ehesten auf, wenn die Geschmacksnerven durch ein schweres Trauma unterbrochen worden sind. In diesem Falle verliert die Nahrung ihren Geschmack, das Kind kann Genießbares nicht mehr von Ungenießbarem unterscheiden.

Geruchsausfall. Viel häufiger fällt z.B. bei Katarrh der Geruchsanteil am Aroma der Speisen aus, so dass nur noch die Geschmacksgrundqualitäten unterschieden werden können. Für die erneute Wahrnehmung des Aromas ist allerdings nur wenig Geruchsvermögen nötig, um das Essen wieder zur «Geschmackssinfonie» aufzuwerten, lange bevor die bewusste Geruchswahrnehmung wieder eingesetzt hat.

Der *Ausfall des Engrammierungsvermögens* des Wahrnehmungssystems bringt die Agnosie mit sich, der Ausfall des ganzen Wahrnehmungssystems den Geschmacksverlust, während die organische Störung des Globalsystems einerseits das Wahrnehmen und andererseits den Zusammenbau mit den anderen Wahrnehmungen, zunächst mit der des Geruchs, im Rahmen des POS erschwert.

Rehabilitation

Wenn sich die Geschmackswahrnehmung nicht von selbst bessert, müssen andere Sinne wie der Seh-, Geruchs- und der Tastsinn für den ausgefallenen Geschmackssinn einspringen.

Zusammengebautes Körperschema

Die beidseits halbseitigen Wahrnehmungshomunkuli (Abb. 6, s. S. 24) werden, sobald sie vom Globalsystem übernommen worden sind, zum Globalhomunkulus (Abb. 7, s. S. 25) resp. Körperschema zusammengebaut und als sich verhaltender Körper wahrgenommen. Von diesem Muster übernimmt das sensomotorische System den kinästhetischen Anteil für den Aufbau der Motorik (rezeptiver sensomotorischer Homunkulus, Abb. 22, S. 59), während das Körper/Raumorientierungssystem die 3 Dimensionen aus dem Körper- und Raumschema zwecks Verstärkung und Abstimmung aufeinander herauskopiert.

Zusammenfassung

Das Körperschema wird über die Wahrnehmungssysteme der Nahsinne (Hautsinne, Bindegewebs- und Gleichgewichtssinn, Geschmackssinn) im Globalsystem zum einheitlichen Erleben des Körpers in seiner Größe, Lage (der Schwerkraft gegenüber), Haltung und Bewegung, aber auch bezüglich Temperatur, Schmerzeinwirkungen und Geschmack zusammengebaut. Für die Motorik, die die Bewegung des Körperschemas innerhalb des Raumschemas steuert (den Körper in den Raum hinein bewegt), ist die Wahrnehmung des Körperschemas und die Fähigkeit zur Speicherung der ausgeführten Bewegungen und Haltungen im sensomotorischen System unentbehrlich. Leichtere Störungen des Körperschemas haben die Dysgnosie, schwere Störungen einen Körperwahrnehmungsverlust und in diesem Falle bezogen auf die Motorik eine Dyspraxie zur Folge.

Summary

The body scheme is composed of the senses of vicinity (senses of skin, proprioception, vestibular system, taste), thus enabling a unified experience of the body regarding its size, position (above all concerning gravity), movements, but also temperature, pain and taste. The motor system essentially depends on this scheme. Disturbances of the body scheme lead to dysgnosia and dyspraxias.

Das Raumschema

Neben den Nahsinnen für das Körperschema gibt es Sinne, die auf Auslöser in der Ferne ansprechen. Es sind dies die Fernsinne, im besonderen
– der Sehsinn
– der Hörsinn
– der Geruchssinn.
Bei allen drei Sinnen wirkt der Auslöser nicht direkt auf den Rezeptor ein, sondern befindet sich weit entfernt vom Körper im dreidimensionalen Raum, so dass Boten nötig sind, die die Informationen über die Existenz des Auslösers mit sich bringen. Diese Boten sind das Licht, die Schallwellen und die Duftmoleküle.
Dank dieser Boten und den hierfür spezialisierten Sinnessystemen gibt es drei Sinnesräume:
– visueller Raum (Sehraum)
– akustischer Raum (Hörraum)
– olfaktorischer Raum (Geruchsraum).

Der visuelle Raum

Für den visuellen Raum alleine verantwortlich ist der Sehsinn. Bei der Geburt ist er noch nicht so weit entwickelt wie der Hör- und Geruchsinn. Beide Augen können noch nicht koordiniert einen Punkt im Raum fixieren und Farben nur schlecht oder überhaupt nicht wahrnehmen. Aber bereits nach etwa 6 Wochen sind diese Funktionen entwickelt.

Die Rezeptoren (Abb. 10)
Aufgegriffen werden die Lichtwellen von ursprünglichen Hirnzellen, die schon im ersten Schwangerschaftsmonat vom Hypothalamus des Hirnes aus unter die durchsichtig gebliebene Haut auswandern und nach der Geburt in der Retina als Zapfen und Stäbchen das Licht über die Aufspaltung von Sehpurpur in bioelektrische Signale umschreiben. Für das Tagessehen sind die Zapfen von entscheidender Bedeutung, die entweder auf hell-dunkel (Hellrezeptoren) oder auf nur eine von drei ganz bestimmten Wellenlängen (Rot-, Gelb- oder Blaulicht) spezialisiert sind (Farbzapfen: Rot-, Gelb- und Blauzapfen). Die Stäbchen hingegen sind die Rezeptoren des Dämmerungssehens mit der größten Empfindlichkeit im Blaulichtbereich. Damit wird ein Maximum der visuellen Orientierung im Tag-Nacht-Zyklus ermöglicht.

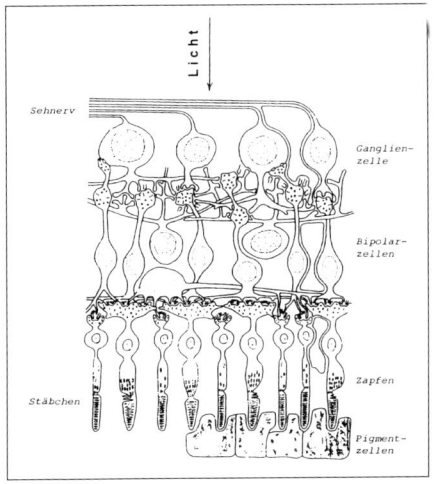

Abb. 10. Die Rezeptoren des Sehsinnes, die im hinteren Bereich der Retina in die Pigmentzellschicht ragen.

Mathematisch hat Stevens die Rezeptoraktivität (A) generell nach folgender Formel berechnet:

$$A = k \times (X - X_0)^{nb}$$

$X - X_0$ = Reiz überhalb der Reizschwelle, nb = schwankender biologischer Potenzfaktor (0,9–1,1), k = rezeptorspezifische Konstante.

Bildverschmelzung. Bei rascher Folge von Einzelreizen (z.B. beim Betrachten eines Filmes), wenn mehr als 22 Reize pro Sekunde auf die Retina treffen, verschmelzen die Einzelreize zum Dauerreiz. Dies bedeutet, dass für das Auge das Jetzt bei $^1/_{22}$ s liegt.

Das abbildende System
Den Rezeptoren vorgeschaltet ist ein kompliziertes abbildendes System, das hauptsächlich aus der lichtbrechenden Kornea und der anpassungsfähigen Linse besteht. Beide Strukturen sind Hautgebilde, die sich schon am Ende des ersten Schwangerschaftsmonats dort ausdifferenzieren, wo die anrückende Hirnwand mit der Haut in Kontakt tritt. Zudem buchten sich Haut und Hirnwand zur Halbkugel aus, um zur Kugel zu verschmelzen, was in vielen Fällen perfekt gelingt, in anderen weniger.

Die Analyse (Abb. 11)
Die Signalflut aus diesen Rezeptoren wird über das zur Hälfte kreuzende afferente System zum Analysator des Sehsystems (im Hinterhaupthirn, Abb. 3,

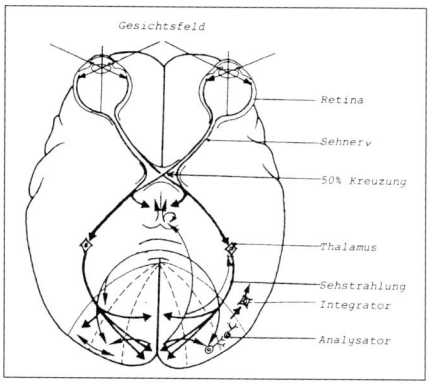

Abb. 11. Der Sehsinn von der Retina bis zum Wahrnehmungssystem des Integrators.

s. S. 17) gebracht. Die Analyse beginnt aber schon in der Retina, wo bereits die ersten Detektorneurone (die Ganglienzellen) auf nur bestimmte Rezeptormuster ansprechen. Hauptsächlich erfolgt die Analyse auf Niveau des Thalamus und schließlich des okzipitalen Analysators. Diese Detektorneurone werden vor allem im Zeitraum von der Geburt bis zum 3. Lebensmonat als streifenförmig angeordnete Zellgruppen programmiert, so dass im 3. Monat förmlich vom «Sehkind» gesprochen werden kann. Die wichtigsten sich ausdifferenzierenden Detektorneurone sind:
– die Strukturdetektoren
– die Raumtiefendetektoren
– die Farbdetektoren
– die Bewegungsdetektoren.

Die *Strukturdetektoren* sprechen nur auf ganz bestimmte Strukturelemente an. Sie sind daher äußerst vielfältig. Die einen übernehmen nur horizontale Linien, andere nur senkrechte oder schräge, ferner Ecken, Bogensegmente, Kreise oder Punkte. Somit kann man horizontale, senkrechte oder schräge Strichdetektoren, Eckdetektoren, Bogensegment-, Kreis-, Punktdetektoren usw. unterscheiden.

Die *Tiefenwahrnehmung* (Abb. 12). Die Tiefendetektoren, ausschließlich im Okzipitalhirn lokalisiert, fassen Rezeptorinformationen aus beiden Augen zusammen, und zwar aus stets symmetrisch angeordneten Rezeptorgruppen an derselben Retinastelle, bezogen auf die Fovea, die den Ort des schärfsten Sehens darstellt. Alle Gegenstände des Raumes, die sich in beiden Augen auf Rezeptorgruppen abbilden, die außerhalb der Fovea liegen, werden von Detektorneuronen übernommen, die mitteilen, dass diese Gegenstände näher als der fixierte Gegenstand liegen. Je weiter draußen die Rezeptoren ansprechen, um so näher liegt der entsprechende Gegenstand. Dagegen liegen Gegenstände, die

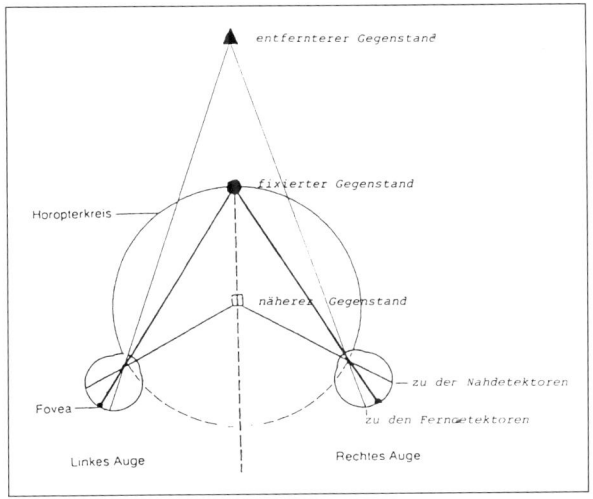

Abb. 12. Die visuelle Tiefenwahrnehmung.

sich weiter innen, medialseits der Fovea abbilden, weiter weg als das fixierte Objekt. Je weiter innen die Abbildung erfolgt, um so weiter entfernt ist der Gegenstand. Dadurch wird die Tiefe von unendlich bis unmittelbar vor der Nasenwurzel ausgelotet. Ein einfaches, geniales Prinzip, das dazu dient, das zweidimensionale Bild aus dem Auge in den dreidimensionalen Raum der Außenwelt, ins visuelle Raumschema also, umzubauen.

Die *Farbdetektoren* sind ebenso vielfältig wie die Strukturdetektoren, zumal für den einzelnen Rezeptortyp nicht nur 1 Farbdetektor existiert (in diesem Falle gäbe es nur 3 Typen), sondern viele Detektoren, die auf verschiedene Rezeptorkombinationen ansprechen und die zusammen eine ganze Farbpalette ausmachen, die sich zum Farbkreis schließt. So übernehmen die Gründetektoren ihre Information aus den Gelb- und Blaurezeptoren usw. Entsprechend gibt es auch Orange-, Violett-, Braundetektoren und sogar Weißdetektoren (übernehmen die Informationen aus allen 3 Rezeptortypen gleich stark ausgeprägt). Schwarz hingegen bedeutet, dass kein Licht da ist bzw. keines reflektiert wird.

Die *Bewegungsdetektoren* sprechen auf alle sich bewegenden und bewegten Objekte im Gesichtsfeld an, sogar auf das Sich-Bewegen des Gesichtsfeldes durch die Augenbewegungen, was dann aber über das kurz verbleibende Augenbewegungsmuster in der Globalintegration (Efferenzkopie) gelöscht wird. Die Informationen dieser Detektoren werden globalintegrativ so stark gewichtet, dass wir unsere ganze globalintegrative Aufmerksamkeit automatisch auf alles Bewegte ausrichten, zumal das Bewegte in der Umwelt für uns gefährlich werden kann.

Intensitätsdetektoren wiederum greifen die Helligkeitsintensität und damit auch die Intensität der Farben heraus, wobei Diskrepanzdetektoren entscheiden, wie hell ein Gegenstand relativ zur Belichtungshelligkeit aussieht (im Dämmerlicht erscheinen helle Gegenstände weniger hell als bei Sonneneinstrahlung).

Kontrastdetektoren. Hierher gehören auch die Kontrastdetektoren, die speziell auf Intensitätsunterschiede zwischen gleichzeitigen Rezeptoreingängen ansprechen und damit die Wahrnehmung eines linienscharfen Kontrasts erlauben.

Die Integration (Abb. 11)

Die Kombinatorneurone des visuellen Wahrnehmungs(teil)systems im Analysatorbereich im Okzipitalhirn (allerdings in anderer Zellschicht, s. Abb. 27, S. 74) wählen die für das Globalsystem interessanten Detektormuster aus und bauen sie vereinfacht und bildumkehrend zur gesehenen Außenwelt in der Hirninnenwelt zusammen. Der Sehraum wird so wieder als Struktur und Farbe, als dreidimensional und bewegt im visuellen Wahrnehmungssystem abgebildet.

Für die *Bildumkehr* sind spezielle Neurone im Wahrnehmungssystem einprogrammiert worden, die das seitenverkehrte und auf dem Kopf stehende Rezeptorbild als aufrecht und seitenkorrekt erleben lassen. Wird das Bild durch eine spezielle Brille umgedreht, steht die Welt kopf, woran sich aber junge Leute mit ihrem Körperschema innerhalb von wenigen Wochen gewöhnen (durch Weglassen der Brille ist wieder fast ebenso langes Umgewöhnen nötig). Sind diese Umkehrneurone noch unreif, haben die Kinder Schwierigkeiten mit der Präzision der Bildumkehr. Vor allem bei ähnlichen Buchstaben wie b/d oder p/b usw. schreiben sie die Buchstaben verkehrt und verwechseln sie.

Wahrgenommen wird die gesehene Außenwelt im Globalsystem, nachdem diesem das Wahrnehmungssystem die aufgegriffene Außenwelt weitergegeben hat. Sind schon einmal gleiche Außenwelteindrücke eingelaufen und im Speichervermögen des Wahrnehmungssystems aufgenommen worden, wird das Wahrnehmungsmuster mit diesen Erinnerungen ergänzt ins Globalsystem weitergeleitet, wo es durch das assoziative Wecken der Globalsystemengramme wiederkannt und um die Begleitumstände bereichert wird. Durch den Zusammenbau mit dem Körperschema kommt es zum Körper im Raum als Voraussetzung für einen schnellen, zielgerichteten Eingriff ins Raumschema, wie wir sie im Alltagsleben ausführen und wie sie die Ballkünstler, Zauberer etc. zu unglaublicher Perfektion bringen.

Raumschema, Körper-im-Raum-Schema und Übernahme durch die Zweiwegsysteme. Das Globalsystem baut die Sehwahrnehmungsmuster mit den akustischen und den gustatorischen Mustern zum ganzheitlichen Raumschema und überdies mit dem Körperschema zum Körper-im-Raum-Schema zusammen. Ferner wird das visuelle Wahrnehmungsmuster im Globalsystem von etlichen

Zweiwegsystemen wie dem Körper/Raumorientierungssystem, dem emotionalen oder dem visuell-musischen System über das Prinzip der Wechselwirkung bereichert.

Mathematisch gilt für die Raumwahrnehmung die gleiche Formel wie für die Körperwahrnehmung (S. 18), nur liefern die Teilsysteme hier nicht die Informationen für das Körperschema (k), sondern für das Raumschema (r), so dass die Formel lautet:

$$GM = rwm \times \left(1 - S_{+1/-x}\right) + R$$

Die *Schwellenumkehr* (S_{R-X}) bedeutet hier in gleicher Weise wie beim Körperschema einerseits maximale Ansprechbarkeit den Raumwahrnehmungssystemen gegenüber und andererseits Wecken von Engrammen in diesen Systemen durch das Globalsystem (s. auch Abb. 29, S. 78).

Die *Augenmotorik* sorgt dafür, dass das Gesichtsfeld zum Blickfeld ausgeweitet wird, während die Körpermotorik das Blickfeld zum kompletten Raumfeld rund um die Körperachse dreht. Voraussetzung ist allerdings das Gedächtnisvermögen, das alle aufgenommenen Wahrnehmungen um uns herum als dreidimensionale Umwelt festhält (der akustische und der olfaktorische Raum hingegen werden ganzheitlich erfasst). Dass bei all diesen Bewegungen der Augen wie des Körpers das Raumschema als ruhig, nicht bewegt erkannt wird, geht darauf zurück, dass die Kopie des Bewegungsmusters im Globalsystem gegen das bewegt gesehene Raumschema ausgespielt wird, so dass der aktiv über die Motorik erzeugte Bewegungseindruck weggehemmt (gelöscht) wird.

Entwicklung des visuellen Raumschemas
Der Säugling in Rückenlage sieht das Raumschema über sich als gleichsam himmlisches Schema, in dem immer wieder die Mutter wie eine lebensspendende Sonne auftaucht. In Bauchlage mit dem Kopf seitwärts ist der Sehraum wesentlich eingeschränkter. Der Tragling dagegen sieht die Umwelt aus der später üblichen Perspektive. Allerdings geht auch er im Krabbelstadium nochmals in die Froschperspektive. Aber dann, beim Aufstehen, wird das Raumschema definitiv zur aufrechten Halbkugel, in die das Kind mit zunehmendem Stehvermögen und zunehmender Körpergröße immer mehr hineinwächst.

Störungen
Störungen des abbildenden Systems. Am häufigsten finden sich Störungen im Bereiche des abbildenden Systems (Kornea, Linse). Die Brechkraft ist zu schwach (weitsichtig), zu stark (kurzsichtig) oder nicht in allen Richtungen gleich (Astigmatismus). Auch kann es zu Linsentrübungen, Glaskörpertrübungen oder anderen Störungen kommen.

Wahrnehmungsstörungen. Ausfälle des Sehsinnes vom Rezeptor aufwärts bis zum Wahrnehmungssystem des Integrators führen zu Gesichtsfeldausfällen (z.B. Hemianopsie), eventuell sogar zum Erblinden. Fallen lediglich Farbrezeptoren aus, resultiert die Farbenblindheit (rot/grün, selten blau/gelb oder alle Farben). Bei Farbdetektorausfällen kann es ebenfalls zu Farbausfällen, jedoch zu verschiedenartigen wie Violett-, Braunausfall etc. kommen.

Auch gibt es auf Detektor- oder Kombinatorebene Ausfälle des Kontrastsehens, Struktursehens oder der Tiefenschärfe. Im letzteren Fall fehlt die dritte Dimension, so dass das Kind den Raum nicht ausloten kann und z.B. Stufenabstände nicht richtig einschätzt. Beim visuellen Raumschemaneglect wird sogar eine ganze Raumhälfte (zumeist links) visuell zugunsten der anderen Seite nicht realisiert, weil hier das Körper/Raumorientierungssystem (s. S. 85) geschädigt ist. Bei der Störung der Gestaltwahrnehmung ergeben die Teile kein Ganzes mehr, weil das, was die Kombinatorneurone aus dem Analysesystem herausgeholt haben, nicht mehr richtig zusammengebaut werden kann. Es kommt zum Doppelt-, Vielfach-, Schief-, Verzerrt-, Vergrößert- und Verkleinertsehen etc.

Agnosie. Ist das Erinnerungsvermögen des Sehwahrnehmungssystems gestört, kann das Wahrnehmungsmuster nicht gespeichert und damit für das Wiedererkennen nicht mehr aufgerufen werden. Gegenstände wie z.B. ein Schlüssel werden zum Rätsel, als würden sie zum erstenmal gesehen. Das Kind weiß nicht mehr, was es damit anfangen soll, es sei denn, es berührt den Schlüssel, wodurch das Globalsystem den Schlüssel über das intakte taktile und kinästhetische Wahrnehmungsmuster wiedererkennt. Es handelt sich um eine Agnosie, bei milderer Störung um eine Dysgnosie.

Andere Agnosien beziehen sich auf Texte (Alexie), Zeichnungen, Uhrzeiger (Uhrzeiger-Agnosie), eine Raumhälfte (Raumschema-Agnosie) oder auf Gesichter (Prosop-Agnosie) etc., je nachdem, wie selektiv das Gedächtnisvermögen der Kombinatorneurone im Wahrnehmungssystem gestört ist.

Bei Störungen des Wahrnehmungssystems als Teilsystem des Integrators ist es stets das Gedächtnisvermögen, das zuerst ausfällt. Fallen auch Neurone aus, kommt es überdies zur Wahrnehmungsverminderung, schlimmstenfalls zum kortikalen Erblinden.

Umgekehrt gibt es manchmal Autisten, die ein derart gutes visuelles Wahrnehmungssystemgedächtnis haben, dass sie die Zeitung durchblättern und zum guten Teil anschließend aus ihrer Erinnerung lesen können.

POS. Bei organischen Globalsystemstörungen schließlich gelingt das bewusste Wahrnehmen und das Zusammenbauen des visuell Wahrgenommenen mit den anderen Wahrnehmungen zum Körper-im-Raum-Schema nicht mehr, abgesehen davon, dass das Denken, Erleben und Wollen ebenfalls eingeschränkt sind.

Störungen der Augenmuskeln haben Schielen zur Folge.

Rehabilitation

Störungen des abbildenden Systems werden mit der Brille korrigiert, während für die Augenmotorik spezielle, z.T. operative Möglichkeiten zum Einsatz kommen. Bei Rezeptorausfällen ist es wichtig, das residuelle Rezeptorvermögen so gut wie möglich aufzutrainieren, da hier, anders als beim Gehör, noch kein Rezeptorersatz eingebaut werden kann. Die ausgefallenen Leistungsvermögen müssen gezielt in die Übungsspiele eingebaut werden, und die anderen Sinne müssen mithelfen, das verarmte visuelle Raumschema z.B. mit dem «Schrittzahlgefühl» des Körperschemas oder mit der Tiefenwahrnehmung des akustischen Raumschemas zu ergänzen.

Der akustische Raum

Der akustische Raum wird ebenso raffiniert ausgelotet wie der visuelle, auch dreidimensional, und zwar schon auf der Stufe der Afferenzen.

Die Rezeptoren (Abb. 13)

Die Gehörrezeptoren waren ursprünglich Epithelzellen, die ab dem 5. Schwangerschaftsmonat auf der schwingfähigen Membran der Gehörschnecke im Felsenbein sitzen und ab dem 6. Monat die Kindsbewegungen provozieren können. Sie bilden die Reihen der inneren Haarzellen, die achsennahe von der Schneckenbasis bis zur Spitze reichen. Je nach Tonhöhe werden verschiedene Haarzellgruppen miteinander aktiv, bei hohen Tönen vor allem die Rezeptoren der Schneckenbasis, bei tiefen vor allem die Rezeptoren an der Schneckenspitze

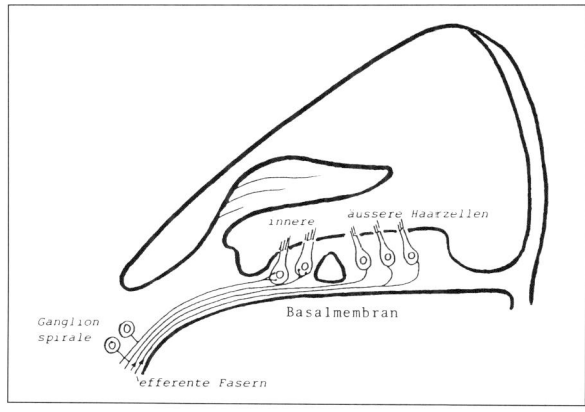

Abb. 13. Die Gehörrezeptoren (innere Haarzellen) in der Gehörschnecke auf der schwingenden Basalmembran.

(Wanderwellentheorie mit je nach Tonhöhe einem anderen Amplitudenmaximum auf der schwingenden Basalmembran).

Die Schallwelle ist eine mechanische Schwingung, die durch das Trommelfell verstärkt oder aber, wenn der Schall zu intensiv wird, durch reflektorisches Verspannen des Trommelfells abgedämpft wird. Über die Gehörknöchelchen ins Innenohr übertragen, kommt die Basalmembran zum Schwingen, was die Haarzellen auslenkt, wodurch diese die mechanischen Schwingungen in bioelektrische Signale umschreiben.

Äußere Haarzellen. Bis zu 40 dB verstärkt wird das Hören auch durch die äußeren Haarzellen, die durch ihre Kontraktionen die Schwingungen der Basalmembran verstärken. Da sie auf Störungen am empfindlichsten reagieren, zeigt ihr normales Funktionieren als Schwingungsverstärker bei der Bestimmung ihrer otoakustischen Emission (kurz andauernde Schwingungen, die rückwärts bis zum äußeren Gehörgang geleitet werden) beim Neugeborenen ein gutes Hörvermögen an, das bei ihm bis zur Wahrnehmung von Frequenzen von bis zu 20 000 Herz hinaufreicht. Bei der Geburt wie schon zuvor reagiert das Neugeborene aber erst ab einer Lautstärke von 50 dB, im hohen Frequenzbereich besser als im tiefen. Daher hebt die Mutter beim Reden mit dem Säugling unbewusst die Stimme an, spricht melodisch und in einfachen Grundformen (Anpassung nach Papousek).

Das ableitende Neuron in der Schneckenachse (Ganglion spirale) greift mit dem distalen Fortsatz das bioelektrische Signal der Rezeptorzelle ab und leitet es im proximalen Fortsatz ins Stammhirn zum zweiten Neuron im Nucleus cochlearis.

Die Afferenzenkette (Abb. 14)
Das zweite Neuron gibt die Signale nicht etwa nur hirnwärts weiter wie bei allen anderen Sinnen, sondern vorwiegend abwärts zu den Olivenkernen, wo bereits die rechte Seite mit der linken verglichen wird.

Richtungsdetektoren. Im Olivenkernbereich befinden sich Neurone, die die Eingänge aus beiden Ohren miteinander vergleichen. Kommen die Eingänge desselben Lautes nicht gleichzeitig miteinander an, sondern z.B. links etwas später als rechts, feuern diese Diskrepanzdetektoren. Je weiter diese beiden Eingänge auseinanderfallen, um so seitlicher liegt die Quelle. Umgekehrt rücken die Eingänge um so mehr zusammen, je näher sich die Schallquelle zur Mittellinie zwischen den Ohren hin bewegt. Die Schallquelle wird damit im Raum geortet, wobei für das Erkennen von vorn und hinten die Lautverdopplung durch die Ohrmuschel eine wesentliche Rolle spielt.

Distanzdetektoren. Zur Entfernungsortung wird eine einfache physikalische Eigenschaft der Laute herangezogen. Jeder Laut in der Natur besteht aus einem Grundton und seinen Obertönen, wobei die Obertöne eine höhere Frequenz

---

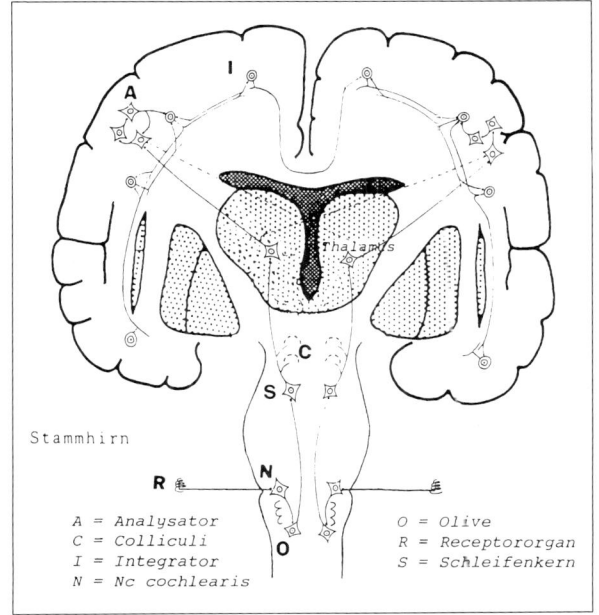

A = Analysator
C = Colliculi
I = Integrator
N = Nc cochlearis

O = Olive
R = Receptororgan
S = Schleifenkern

Abb. 14. Das afferente System von der Schnecke bis zum Integrator.

haben und damit schneller sind als der Grundton. Entsprechend gelangen die Obertöne zuerst zu den Rezeptoren. Das nützen die Distanzdetektoren im Olivenkernbereich aus, indem sie dann ansprechen, wenn die Obertöne nicht gleichzeitig mit dem Grundton eintreffen. Je weiter diese beiden Tonarten auseinanderfallen, um so stärken feuern die Diskrepanzneurone, um so weiter weg muss die Schallquelle liegen. Lediglich unmittelbar vor dem Ohr ausgesendet, treffen Grundton und Obertöne praktisch gleichzeitig ein. Die Diskrepanzdetektoren schweigen. So entsteht die Tiefendimension des akustischen Raumes.

Im Tierreich wurde dieses Raumorientierungsprinzip zu höchster Präzision entwickelt. Fledermäuse können damit fliegend Beute fangen. Andererseits gibt es Spezialisten, die diese Entfernungsortung zur Täuschung nutzen. Der Kuckuck erzeugt bei seinem Ruf bereits verschobene Laute, so dass er von weit her zu rufen scheint, in Wirklichkeit aber ganz nahe ist.

Hörreflexe. Viele Kopien des afferenten Musters gehen an Reflexneurone, so die wichtigsten
– zum Colliculus inferior für die Steuerung der Hörempfindlichkeit. Dank dieser Kopie können die Leitfähigkeit der Gehörsknöchelchenkette und die Verspannung des Trommelfells der Lautstärke angepasst werden (z.B. Abprallen der Schallwelle am verspannten Trommelfell).

– zum Colliculus superior für die Augenmuskelsteuerung, so dass sich die Augen sofort zur bereits im Olivenkernbereich berechneten Schallquelle hinwenden können. Die Augen wollen sehen, was das Ohr hört. Darum ist es z.B. derart störend, in einem Konzert hinter einer Säule zu sitzen.

Die Analyse
Im Analysator (Abb. 3, s. S. 17) wird der ganze akustische Zustrom von beiden Ohren in je beide Hirnhälften (aber gekreuzt überwiegend und gleichseitig gehemmt) durch Detektorneurone auseinandergenommen. Diese Detektorneurone sind darauf programmiert, nur auf isolierte akustische Details anzusprechen, z.B. nur auf bestimmte Töne (Ton- und Vokaldetektoren), Geräusche (Geräusch- und Konsonantendetektoren), Obertöne (Klangfarbendetektoren), Akkorde (Akkorddetektoren), auf- oder absteigende Frequenzen, Wiederholungen, auf die Dauer, die Intervalle etc.

Die Integration
Was die Analyse in den Heschl-Querwindungen tief temporal beidseits zerlegt, baut der Integrator im Ausleseverfahren stark verdünnt wieder zusammen. Dies wird zunächst durch angrenzende Kombinatorneurone des integrativen Hörwahrnehmungssystems, das ein Teilsystem des Integrators ist, bewerkstelligt. Ins Globalsystem weitergegeben, erklingt die akustische Außenwelt in der Hirninnenwelt (Hörraum), aber weniger reichhaltig als in Wirklichkeit. Auch wird sie hier wahrgenommen, also globalintegrativ verarbeitet. Das Gedächtnisvermögen des Hörwahrnehmungssystems wiederum erlaubt das Ergänzen des afferenten Musters mit gleich klingenden Gedächnismustern, die früher schon mal gehört wurden, wodurch das Globalsystem in der Lage ist, Gehörtes wiederzuerkennen.

Das akustische Raumschema im Globalsystem wird überdies von anderen Teilsystemen übernommen und ergänzt sowie globalintegrativ zum einheitlichen visuell-akustisch-olfaktorischen Raumschema in der Hirninnenwelt und mit dem Körperschema zum Körper-im-Raum-Schema zusammengebaut.

Sprache hören. Ein wichtiges Teilsystem, das akustische Informationen aus dem Globalsystem herauskopiert, ist das Sprachsystem. Es übernimmt erworbenerweise nur Sprachlaute, um sie einerseits zu speichern und andererseits mit geweckten, früher schon gespeicherten gleichen Lauten zusammen ins Globalsystem zurückzugeben, wo die Engramme wie Kodes die assoziierten Globalengramme von den früheren Begleitumständen (vom engrammierten semantischen Gehalt) reaktivieren. Darauf beruht das Wiedererkennen. Wir verstehen das Gehörte. Sind keine Gedächtnisinhalte da, z.B. bei unbekannten Fremdsprachen, werden zwar Sprachlaute als Sprache wahrgenommen, aber nicht verstanden.

Musik hören. Ein weiteres wichtiges Teilsystem ist das akustisch-musische Teilsystem, das Tonfolgen aus dem Globalsystem herauskopiert und musisch ausbaut. Durch die Beteiligung dieses Teilsystems an der globalintegrativen Gestaltung werden bestimmte Tonfolgen, Melodien also, musisch vertieft erlebt.

Motorisch muss der Schallraum nicht wie beim visuellen Raum durch Sich-Drehen ausgelotet werden, sondern er wird stets und unverzüglich als ganzheitlicher Raum erfasst. Wohl aber kann man sich auf Schallquellen speziell konzentrieren, indem man sich ihnen zuwendet.

Störungen

Rezeptorausfälle sind die häufigsten Störungsursachen des Hörens. Oft sind Neugeborene mit gestörtem Gehör so ausgeprägt schwerhörig, dass sie von der Umwelt fast keine Laute wahrnehmen. Entsprechend sind sie nicht in der Lage, ein akustisches Raumschema aufzubauen. Zum Glück besteht die technische Möglichkeit, die vorhandenen Nervenfasern dennoch mit Signalen zu beliefern, die ein PC über die implantierten Cochlea-Elektroden vermittelt. Es handelt sich hierbei um eine beeindruckende technische Substitution; leider gibt es für die anderen Sinne keine vergleichbaren Lösungen.

Afferenzenausfälle in der langen Afferenzenkette vom 1. Neuron bis zum Analysator hinauf sind zum Glück viel seltener. Sie kommen fast nur beim mehrfach behinderten Kind vor und benötigen ein besonders intensives Hörtraining. Auch hier wird experimentell versucht, ein Elektrodenimplantat auf Stammhirnebene einzusetzen.

Wahrnehmungsausfälle. Defekte vom Rezeptor bis hinauf zum Wahrnehmungssystem führen im Globalsystem zu einem erschwerten, eingeschränkten Wahrnehmen von Gehörtem, seien es Geräusche, Klänge, Gesang, Gesprochenes oder auch Lärm.

Dysgnosie/Agnosie. Kann das akustische Wahrnehmungssystem das Wahrnehmungsmuster nicht mehr mit früher Gehörtem zusammenbringen, weil das Gedächtnisvermögen ausgefallen ist, wird das globalintegrativ Wahrgenommene nicht wiedererkannt. Es liegt eine akustische Dysgnosie, schlimmstenfalls eine Agnosie vor. Die Laute der Außenwelt können (mit Ausnahme der Sprachlaute und der Melodien, wenn das akustisch-musische System und das Sprachsystem intakt geblieben sind), nicht mehr erkannt werden. Ist das Sprachsystem intakt geblieben, speichert es alle ins Globalsystem gelangten und herauskopierten Worte und Wortfolgen, während das Globalsystem die Gesamteindrücke mit den Begleitumständen als den semantischen Gehalt speichert. Daher können die Worte durch das Aufrufen des Gesamteindruckes wiedererkannt werden. Das Gleiche gilt für die Melodien. Diese spezielle Ausfallssituation ist allerdings kaum anzutreffen, weil für die Lautagnosie die Schädigung beidseits erfolgen muss und weil das Wahrnehmungssystem im gleichen Areal (jedoch nicht in der gleichen Zellschicht) liegt, in dem beim Rechtshänder links der Rezeptivanteil für die Sprache und rechts der für die Melodien organisiert ist.

Kortikale Taubheit. Fallen die Kombinatorneurone nicht nur bezüglich des Gedächtnisvermögens, sondern auch hinsichtlich des Übernehmens und Zusammenbauens aus, kommt es überdies zur Wahrnehmungsverminderung, schlimmstenfalls zur kortikalen Taubheit. Bei gestörtem Globalsystem schließlich sind sowohl das bewusste Wahrnehmen wie das Zusammenbauen aller Wahrnehmungen zum Körper im Raum gestört.

Rehabilitation

Entscheidend für die Rehabilitation ist, dass die Störungen des Gehörs möglichst früh, wenn möglich schon in der ersten postnatalen Woche, mit der einfachen Untersuchung der otoakustischen Emission (Echo-Screening) durch den Kinderarzt oder wenigstens durch akustisches Wecken des Neugeborenen (erwacht bei Taubheit auf ein entferntes Anrufen nicht) entdeckt werden. Das Kind bekommt ein Hörgerät angepasst. Die Mutter muss jetzt dem Kind besonders viele Laute anbieten, weil es nur einen Teil davon hört und um so besser lernen kann, je mehr akustische Reize es angeboten bekommt. Auch wird bei Bedarf das Cochlea-Implantat im oder schon vor dem 2. Lebensjahr eingesetzt, um das akustische Raumschema erobern zu können.

Fördernd ist auch die Musiktherapie, aus der die Sprache ihren Rhythmus und ihre Melodik schöpfen kann.

Der Geruchsraum

Im Vergleich zu den Geruchskünstlern in der Tierwelt (z.B. Hunde, Urwaldgeier, Schmetterlinge, Lachse) hat der olfaktorische Raum beim Menschen massiv an Bedeutung verloren. Um so mehr sollte er im Alltagsleben gepflegt werden, da feine Düfte entspannend wirken, das Wohlbefinden steigern und sogar musisch erlebbar sind. Für viele Menschen hat der Geruchssinn nur noch Schutzfunktion (z.B. Wahrnehmen von Rauch). Im täglichen Leben sind sie schon zufrieden, wenn «es nicht stinkt».

Die Rezeptoren (Abb. 15)

Wie beim Sehsinn sind es beim Geruchssinn Nervenzellkörperchen, die zu Rezeptoren geworden sind. Sie gehen hier mit den herangetragenen Duftmolekülen eine kurze chemische Verbindung ein. Dieser chemische Kontakt wird in bioelektrische Signale umgeschrieben. Der Geruchssinn ist also ein chemischer Sinn. Die Geruchssinnrezeptoren sind überdies die einzigen Hirnzellen, die sich an der Körperoberfläche bzw. am Nasendach befinden und nur in reiner Luft einwandfrei arbeiten können.

Die Afferenzen (Abb. 16)

Der Rezeptor als erstes Neuron gibt seine Informationen durch das Siebbein zum Riechkolben überhalb der Schädelbasis weiter. Dieser Durchtritt feinster Nervenfasern durch das Siebbein hat seine Tücken. Beim Aufprall des Kopfes können die Fasern zerreissen, womit der Geruchssinn und mit ihm der Geruchsraum für immer verloren gehen. Auch gibt es manchmal Grippeviren, die die Rezeptorzellen zerstören.

Das zweite Neuron übernimmt Informationen aus vielen Rezeptorneuronen und leitet sie zum Analysator im Stirn- und Schläfenhirn weiter. Im Gegensatz zu allen anderen Sinnen läuft der Geruchssinn nicht durch den Thalamus (keine Regel ohne Ausnahme).

Die Analyse

Im Analysator (Abb. 3, s. S. 17) finden sich verschiedenartig einprogrammierte Detektorneurone, die aus der Reizfülle die ihnen zuständigen Detail-

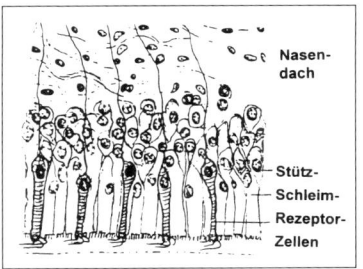

Abb. 15. Die hängenden Geruchsrezeptoren am Nasendach.

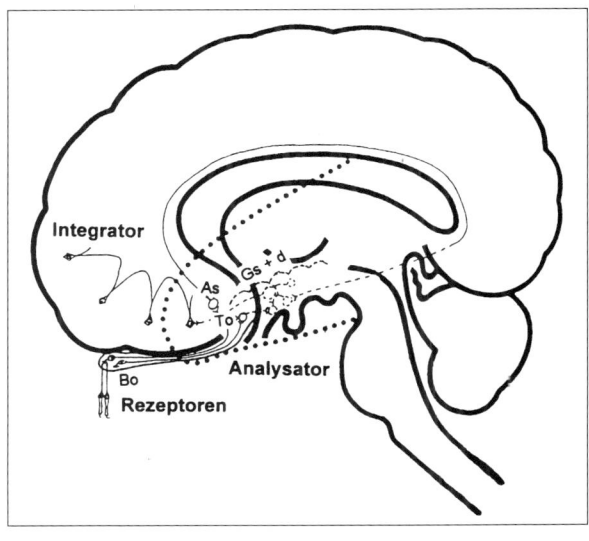

Abb. 16. Das afferente Geruchssystem fronto-temporo-basal. As = Area subcallosa; Bo = Bulbus olfactorius; Gd = Gyrus dentatus; Gs = Gyrus semilunaris; To = Trigonum olfactorium.

muster herausgreifen, wodurch es zu einer enormen Abstufung von verschiedensten Duftqualitäten kommt (man kennt Qualitätsdetektoren für über 20 000 verschiedene Duftarten). Andere Detektoren übernehmen die Intensitätsinformation etc.

Die Integration

In demselben Areal, aber in einer anderen Zellschicht bauen die Kombinatorneurone des integrativen Wahrnehmungssystems «auswählend» verschiedene Detektoraktivitäten (Analysate) zusammen und geben das Muster daraus dem Globalsystem weiter, wodurch die Duftaußenwelt als Duftraum in die Hirninnenwelt aufgenommen und wahrgenommen wird. Dank des musischen Vermögens des Globalsystems entsteht eine ganze «Duftsinfonie». Darin sind die einzelnen Komponenten so eng miteinander verbunden, dass sie geruchlich nicht wie beim Sehen oder Hören auseinandergehalten werden können. Durch den Gedächtnisvergleich im Wahrnehmungssystem und die Weitergabe ans Globalsystem werden schon früher einmal wahrgenommene Düfte als wieder die gleichen erkannt. Auch kann jetzt globalintegrativ und weiter über das sensomotorische System durch das Absuchen der Duftachse (größte Duftintensität) den Düften motorisch nachgegangen werden. Besonders die Urwaldgeier Südamerikas sind hierin Meister. Sie orten in großer Höhe Duftmoleküle, die sie mit ansteigender Intensität immer enger umkreisen, bis sie das für uns stinkende Aas unterhalb der Bäume, manchmal sogar unter dem Laub finden: eine Glanzleistung des Geruchssinnes.

Das globalintegrative Zusammenspiel mit dem Geschmackssinn ist äußerst eng (bevorzugte globalintegrative Verschmelzung dieser beiden Wahrnehmungsmuster) und hat zur Folge, dass die 6 einfachen Geschmacksqualitäten enorm bereichert werden, was schon dem Neugeborenen erlaubt, die Milch von 2 Frauen zu unterscheiden (Bevorzugung der erstmals getrunkenen Milch). Später wird dann das Essen zum globalintegrativen musischen Erleben (keine Verstärkung durch ein musisches Teilsystem).

Auch spricht das emotionale Teilsystem auf feine globalintegrierte Geruchsmuster an, selbst wenn diese Düfte nur unterschwellig vorhanden sind und noch gar nicht bewusst wahrgenommen werden. Auf die Stimmung nehmen sie dennoch bereits Einfluss.

Globalintegrativ werden die Geruchsmuster mit den visuellen und akustischen Mustern zur Ganzheit des Raumschemas zusammengebaut.

Störungen

Auf der Ebene der Rezeptoren bedeuten Störungen zumeist deren Zerstörung durch Unfall oder Grippeviren. Es kommt zur Anosmie. Damit geht ein wichtiges Raumschema mit globalintegrativem musischen Potential verloren.

Auf der Ebene der Analyse führen Störungen der Detektorneurone zumeist zur Geruchsverfälschung, wobei gerade feinste Düfte als stinkend empfunden werden (Kakosmie).

Auf der Ebene des Wahrnehmungssystems fällt bei leichter Störung zunächst das Gedächtnisvermögen aus, woraus die Dysgnosie, im schlimmsten Fall die Agnosie resultiert. Bei der Zerstörung von Neuronen aber kommt es, wie beim Ausfall von Detektorneuronen oder Rezeptoren, zur Verminderung der Wahrnehmung (vermindert und überdies falsch), schlimmstenfalls zur Anosmie.

Beim POS schließlich sind der globalintegrative Zusammenbau aller verschiedenen Wahrnehmungsmuster zur Körperwahrnehmung im geruchlich mitbestimmten Raumschema und die Geruchswahrnehmung selber erschwert.

Rehabilitation
Eine Rehabilitationsstrategie des Geruchssinnes ist (noch) nicht erarbeitet worden.

Aromatherapie. Auch wenn es keine Rehabilitation des Geruchsvermögens gibt, wird der Duft jetzt zunehmend in die Rehabilitation anderer Hirnstörungen miteinbezogen, da vor allem das emotionale Teilsystem leicht auf Düfte anspricht und durch angenehme Düfte gefördert wird. Die Aromatherapie führt zu einer Stimmungsverbesserung und fördert damit die für die Rehabilitation so wichtige Motivation. Das spielerische Suchen einer Duftquelle kann die Aufmerksamkeit steigern sowie Konzentration und Orientierungsfähigkeit verbessern.

Zusammengebautes Raumschema

Das Globalsystem baut die über die drei Raumsinne wahrgenommenen und erkannten Raumwahrnehmungsmuster (das Gesehene, Gehörte, Gerochene) zur kompletten Außenwelt in der Hirninnenwelt zusammen. Es entsteht das einheitliche, vernetzte Raumschema, das globalintegrativ überdacht, erlebt und angestrebt oder gemieden wird. Auch wird es allen Teilsystemen des Hirnes angeboten, um vor allem vom emotionalen und bezüglich des gesehenen und gehörten Raumes von den musischen Systemen bereichert zu werden. Dadurch bekommt das Raumschema eine emotionale und eine musische Wertung. Durch den weiteren Zusammenbau mit dem Körperschema entsteht schließlich das Körper-im-Raum-Schema.

Zusammenfassung

Das Raumschema baut sich aus den drei Fernsinnen Sehen, Hören und Riechen auf. Das Kind lernt, mit seinem Körperschema ins Raumschema zu gehen. Die Wahrnehmungssysteme dafür liegen auf einer horizontalen Hirnachse, über die hinaus sich parietal das Körperschema aufbaut. Die Störungen des Raumschemas sind vor allem für das Sehen schlimm, weil Blindheit den Raum zum schwarzen Hindernis macht, während bei Taubheit der akustische Sprachkontakt zu den Mitmenschen unterbrochen wird.

Summary

The room scheme consists of the three senses seeing, hearing and smelling. The child learns to use its body scheme to move into the room scheme. Disturbances of the room scheme have a devastating consequence especially on the sense of seeing, as blindness makes the room a black obstacle, whereas deafness prevents the acoustic communication with other people.

Motorik

Für die Pflanzen ist das Raumschema durch den Zufall des Standortes vorgegeben. Für die Tiere und den Menschen hingegen ist dies, abgesehen von den einfachsten Meerestieren, nicht mehr der Fall. Sie haben die Fähigkeit erworben, sich dank der Motorik mit Hilfe des Körperschemas ins Raumschema hinein zu bewegen.

Beim Menschen ist die Körpermotorik sehr komplex aufgebaut, da im Verlaufe der Evolution mehrere Raumschemata durchlaufen wurden:
– das Wasserschema mit Schwimmen
– das Landschema als Vierfüßler
– das Baumschema als Kletterer
– das Landschema im aufrechten Gang.
Neurophysiologisch gesehen entwickelte sich die Motorik hierfür zur
– Reflexmotorik
– Extrapyramidalmotorik
– Kleinhirnmodifikation
– Pyramidenbahn
– kortikalen Sensomotorik.

Die Reflexmotorik

Den Ausgang nimmt die Motorik in der Reflexmotorik (Abb. 17). Diese ist eine ausschließliche Antwortmotorik, die wartet, bis Reize aus dem Körper- oder Raumschema eintreffen.

Die *Mundmotorik*. Wie beim Körperschema das Mundschema am Anfang steht, bilden auch bei der Motorik die Mundreflexe (Mundgreif-, Saug-, Ausstoßreflex) den Beginn des motorischen Geschehens. Analog begann, phylogenetisch gesehen, die Motorik mit dem Mundschließreflex der Hohltiere, der noch heute einsetzt, sobald Beute an den Mundschlauch des Tieres gelangt. Allerdings ist hierzu nur eine einzige sensible Neuronenart nötig, die die Berührungsreize in bioelektrische Signale umschreibt und direkt auf die Ringmuskelfasern überleitet.

Eigenreflexe. Die Eigenreflexe sind die einfachsten motorischen Verhaltensmuster des Menschen, wofür 2 Neuronenarten zuständig sind: eine sensible und eine motorische. Wird ein Muskel gedehnt, schreiben seine Spindeln (s. Abb. 19,

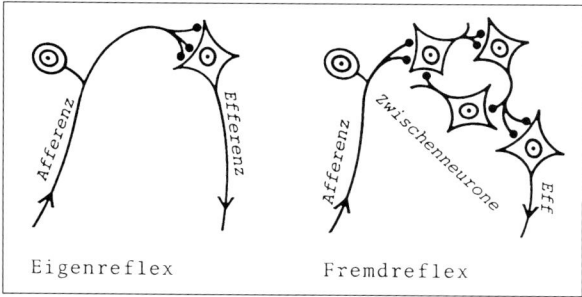

Abb. 17. Eigenreflex aus nur 2 Neuronen; Fremdreflex mit den Zwischenneuronen.

S. 53) den Dehnungsreiz in bioelektrische Signale um. Diese werden von sensiblen Neuronen zum Rückenmark weitergeleitet und aktivieren dort die Vorderhornmotoneurone, die ihrerseits Signale in den gedehnten Muskel schicken und ihn mit Kontraktion reagieren lassen. Dadurch wird der Dehnungskraft Widerstand entgegengesetzt, z.B. wird beim unerwarteten Tiefertreten mit einem Fuß dem Einknicken und Umfallen entgegengewirkt. Es handelt sich um die schnellste motorische Reaktionsmöglichkeit (nach ca. 20 ms), die ihren Ausgang ausschließlich aus den Muskelspindeln nimmt und dazu dient, die Körperhaltung (in diesem Fall beim Gehen) abzusichern (Absicherungsmotorik).

Phasische und tonische Eigenreflexe. Es gibt 2 Arten von Muskelspindeln:

– *phasische,* die nur kurz, aber rasch und intensiv feuern. Es resultieren die phasischen Eigenreflexe.

– *tonische,* die unbeschränkt, aber langsamer anlaufend feuern. Sie bleiben so lange aktiv, bis nach 200 ms die Gegenkraft vom extrapyramidalen System aufgebaut wird. Dadurch wird die Spindel wieder entlastet und ansprechbar für neue Außenwelteinwirkungen. Wird wegen einer extrapyramidalen Störung keine extrapyramidale Gegenkraft aufgebaut, bleibt die gedehnte Spindel ununterbrochen (tonisch) aktiv.

Zwischenneurone. Im Verlauf der Evolution sind in den einfachsten Reflexbogen Zwischenneurone (Abb. 17) zwischen das afferente und das efferente Neuron eingebaut worden, die sich bis zum gewaltigsten «Zwischensystem des Großhirns», dem Integrator, weiterentwickelt haben und wesentliche neue Eigenschaften mit sich brachten, nämlich die Fähigkeit zu

– *verteilen.* Eingelaufene Reize werden über viele Motoneurone verteilt. Es kommt zur ausgedehnten Reaktion, im Extremfall zur Massenreaktion.

– *adaptieren.* Auf immer wieder gleiche Reize wird nicht mehr reagiert. Es handelt sich hier um den Anstieg der Ansprechbarkeitsschwelle, womit die Schwellenvariabilität «erfunden» war.

– *erinnern.* Wiederholt miteinander eingelaufene Reize werden erinnert, d.h., es wird ein erstes Gedächtnisvermögen aufgebaut, das zu den bedingten Reflexen geführt hat.

Fremdreflexe. Die Afferenzen zu den Zwischenneuronen stammen nicht mehr wie bei den Eigenreflexen aus den Muskelspindeln, sondern aus muskelfremden Organen, wie z.B. den Gelenken, Bändern, der Haut und den höheren Sinnesorganen, wobei diese afferenten Neurone ihre Information gleichzeitig zum Großhirn weitergeben, was die Muskelspindeln nicht tun. Diese sogenannten Fremdreflexe sind äußerst wichtig für das Gewinnen und Meiden von Reflexauslösern sowie für die über die Eigenreflexe hinausgehende Absicherung der Haltung des Körpers und die Stellung der Glieder zueinander. Entsprechend gibt es folgende Fremdreflexgruppen:
- *Gewinnreflexe* (Mundgreif-, Handgreif- und Zehengreifreflexe, Schluckreflex, Umarmungsreflexe etc.)
- *Meidreflexe* (Schutz-, Schmerzmeid-, Wegwisch-, Wärmeregulations-, Ausscheidungsreflexe)
- *Haltungsreflexe* für phylogenetisch alte Haltungs- und Gehmuster. Hierher gehören der symmetrische und der asymmetrische tonische Nackenreflex (STNR und ATNR), ein Kriechreflex der Beine (zunächst in Bauchlage, schon am ersten Tag), der gekreuzte Streckreflex der Beine etc.
- *Stellreflexe* für die Stellung der Glieder zueinander und der Erdanziehung gegenüber, z.B. der Nackenstellreflex, der Ellbogen- und Handstütz, die Augenstellreflexe etc.
- *Gleichgewichtsreaktionen*, z.B. auf der schiefen Ebene
- die *übergeordnete Reflexkoordination* im Stammhirn (Schwerpunkt im Bereich der Vestibulariskerngruppe) für koordinierte Reflexmuster über das ganze Rückenmark hinweg (z.B. Vojtas Reflexkriechen). Bei Störungen dieses Koordinationssystems kommt es zu den assoziierten Reaktionen und den vielen Störungsmustern beim apallischen Syndrom.

Aus dieser Reflexorganisation hat sich die ganze höhere Motorik entwickelt, aus den Haltungs- und Stellreflexen die Extrapyramidalmotorik und aus den Gewinn- und Meidreflexen die Instinktmotivation zum Instinktverhalten.

Zeitmarken des Reflexverschwindens

Während das Neugeborene, abgesehen von den ziellosen Spontanbewegungen, die von spontanaktiven Neuronen in den Basalganglien ausgehen, ferner abgesehen vom limbischen Schreien und vom instinktiven Suchen nach der Mamille, noch ein Reflexwesen ist, verschwinden die phylogenetisch alten Reflexe nach der Geburt allmählich nach einem festen Zeitplan. Verschwunden sind nach
- 2 Monaten der gekreuzte Streckreflex (Schreitreflex),
- 3 Monaten der tonische Greifreflex der Hände, der tonische Saugreflex und der tonische Labyrinthreflex mit genereller Extensorenförderung in Rückenlage und Flexorenförderung in Bauchlage,
- 4 Monaten der Moro-Reflex (Umklammerungsreflex),

- 5 Monaten der symmetrische und asymmetrische tonische Nackenreflex (STNR und ATNR),
- 9 Monaten der Nackenstellreflex, der reflektorische Ellbogenstütz und der Handstütz,
- 1 Jahr der tonische Greifreflex der Füsse und Lippen,
- 3 Jahren der Babinski-Reflex.

Schon vor der Geburt verschwunden – und nur bei pränataler Störung noch vorhanden – sind das Mundöffnen beim Berühren der Handflächen (Babkin-Reflex), der tonische Beiß- und Zungenstoßreflex oder die damit assoziierten Reaktionen.

Zeitmarken des Reflexeinsetzens

Umgekehrt lässt sich viel augenfälliger ein Zeitplan der vorübergehend auftretenden Stellreflexe auflisten. Ab dem

- 1. Lebensmonat der vestibuläre Nackenstellreflex (in Bauchlage wird der Kopf angehoben),
- 3. Lebensmonat die Augenstellreflexe (Bildfolge-, Rückstell-, akustisch-okulärer und vestibulo-okulärer Stellreflex); ferner der Nacken-Oberarm-Stellreflex mit dem Ellbogenstütz,
- 6. Lebensmonat der Nacken-Armstell-Reflex mit dem Handstütz und die segmentalen Rumpfstellreflexe, die aber bereits von der kortikalen und extrapyramidalen Motorik überschoben werden und ihre Zwischenneurone an die höhere Motorik abtreten müssen,
- 9. Lebensmonat der Schrägsitz, der Kniestand, das Krabbeln und Sich-Rollen, all das ebenfalls kortikal überbaut,
- 12. Lebensmonat das freie Gehen, das ebenfalls ohne Kortikalmotorik nicht möglich ist.

Störungen der Reflexe

Der *Ausfall der Reflexe* bedeutet den Verlust der Sofortreaktion auf Umwelteinwirkungen. Bei sensorischen Ausfällen kommt es überdies zu Fehlmeldungen über die Afferenzen, sei es für die Reflexe, für die extrapyramidale Tonusanpassung an plötzliche äußere Einwirkungen, für die kinästhetische Wahrnehmung oder für die sensomotorische Antwort. Die Motorik wird unsicher und destabilisiert. Sind die Efferenzen ausgefallen, können auch alle anderen motorischen Efferenzen von der höheren Motorik nicht mehr in die Muskulatur hinausgeleitet werden, weil die gesamte Motorik durch denselben Engpass, nämlich den peripheren Nerv als Endstrecke, gehen muss. Es resultiert eine schlaffe Lähmung.

Die *Übersteuerung der Reflexe* kann ebenso hinderlich sein wie der Ausfall. Sie ist stets ein Zeichen dafür, dass periphere Afferenzen auf die Vorderhornmoto- oder Zwischenneurone auftreffen, die im Normalfall vom Hemmanteil der Pyramidenbahn abgeblockt sind. Dadurch werden schon die Eigenreflexe übersteigert, von denen die tonischen zur anhaltenden Spastik führen. Hinzu kommen die phylogenetisch alten, entblockten Reflexe wie die Haltungs- und Stellreflexe, die selbständig zu unerwürschten Haltungen führen, oder die Beiß- und Zungenstoßreflexe, die die Ernährung ebenso erheblich erschweren wie ein gestörter Schluckreflex, so dass das Kind eventuell künstlich ernährt werden muss, bis sich die kortikale Motorik einigermaßen reorganisiert hat.

Apallisches Syndrom. Besonders schlimm sind die Störungen der übergeordneten Reflexorganisation in der Formatio reticularis des unteren Stammhirnes (Schwerpunkt Vestibulariskerngruppe), die verschiedenartig gestörte generalisierte Reflexmuster, aber auch ausgefallene Hemmreflexmuster (Totstellreflex z.B. vom Nacken aus, dank dessen die Katze ihr Junges widerstandslos am Nacken gefasst umhertragen kann) im Rahmen des apallischen Syndromes mit sich bringen. Es entstehen groteske Streck- und Beugestellungen der Arme, Beine und des Kopfes sowie verdrehte Rumpfhaltungen.

Rehabilitation
Rehabilitatorisch geht es vor allem darum, ausgefallene Reflexe anzuregen und übersteuerte durch rückenmarks-, kleinhirn- und stammhirneigene Hemmneurone (darunter viele Hemmneurone der Gleichgewichtssteuerung im Kleinhirn) abzudämpfen, damit die motorische Entwicklung trotzdem normal weitergehen kann. Darum werden beim Säugling verschiedene Reflexe, vor allem Haltungs- und Stellreflexe geprüft. Im pathologischen Falle wird nach Bobath, Vojta oder mit Heilgymnastik und all ihren Variationen behandelt.

Die Extrapyramidalmotorik

Die Weiterentwicklung der Haltungs- und Stellreflexe, die eine Perfektionierung der Haltung und Stellung der Glieder untereinander mit sich brachte, hat zur Extrapyramidalmotorik geführt. Es handelt sich hierbei um ein gewaltiges System aus einem Neuronennetz, das vom Rückenmark bis zum Großhirn reicht und seinen Schwerpunkt in den Basalganglien und im Großhirn hat (Abb. 18). Der größte Teil dieses Systems läuft gekreuzt. Zuständig ist es für den
– Haltetonus der Erdanziehung gegenüber mit den Afferenzen aus den Muskelspindeln, der Propriozeption und dem Gleichgewicht,
– den Automatismus bei gleichbleibender Haltung oder Bewegung dank spontanaktiver Neurone.

Spontanaktivität. Die Spontanaktivität, die den Reflexen weit überlegen ist, kann als revolutionäre Neuentdeckung der Extrapyramidalmotorik betrachtet

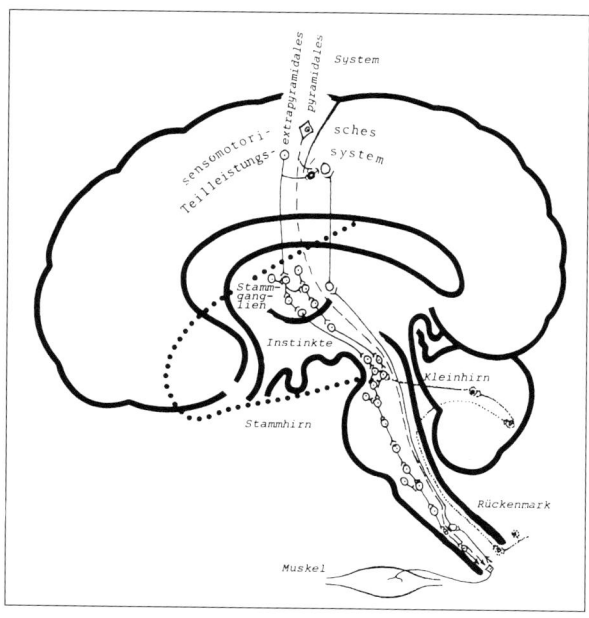

Abb. 18. Das ausgedehnte extrapyramidale Netzsystem und die einheitliche Pyramidenbahn.

werden. Im extrapyramidalen System finden sich die ersten Neurone, die ihre Ansprechbarkeitsschwelle bis auf Null abgesenkt haben und damit «spontanaktiv» geworden sind. Sie liegen vor allem in den Basalganglien (die meisten im Pallidum) und sind für die Kindsbewegungen schon ab dem 5. Schwangerschaftsmonat zuständig. Nach der Geburt übernehmen sie den Haltungs- und Bewegungsautomatismus, indem sie die Sensomotorik (kreativer Anteil) dazu anregen, das aufgebaute Muster unaufhörlich weiterlaufen zu lassen, bis das globalintegrative Willensmuster etwas anderes will. Dank dieser spontanaktiven Neurone können wir uns auf das Sprechen konzentrieren, während wir sitzen oder gehen, ohne ständig an das Sitz- oder Gehmuster denken zu müssen. Die extrapyramidale Automatik übernimmt diese Aufgabe für uns.

Muskelspindel (Abb. 19). Neu ist auch, dass die Hauptrezeptoren des extrapyramidalen Systems, die tonischen Muskelspindeln, in ihrer Ansprechbarkeit einstellbar geworden sind. Diese Einstellung bewerkstelligt die Extrapyramidalmotorik über eine spezielle Systemuntereinheit, die Gamma-System heißt und zum Ziel hat, die Spindel der momentanen Muskellänge anzupassen, damit sie immer wieder die volle Ansprechbarkeit zur Verfügung hat. Das afferente Neuron aus diesen Spindeln teilt sich im Rückenmark auf. Es gibt einen Ast hinauf zum extrapyramidalen Steuerungssystem, einen anderen aber zum Vorderhornmotoneuron, das den gleichen Muskel innerviert, in dem auch die Spindel liegt. Daher wird einer Außenwelteinwirkung, die den Muskel dehnt (z.B. beim

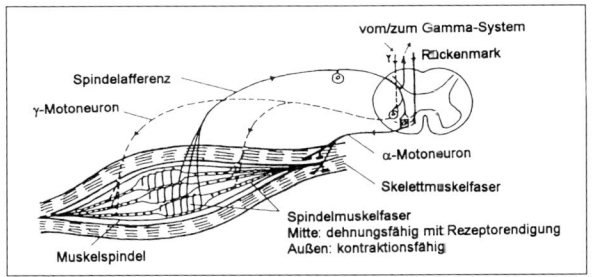

Abb. 19. Die Muskelspindel.

Anheben eines unerwartet schweren Koffers), zunächst reflektorisch innerhalb von etwa 20 ms eine anhaltende Gegenkraft entgegengesetzt, bevor etwa 200 ms später die Extrapyramidalmotorik reagiert und damit die Spindel entlastet.

Absicherungsmotorik. Die Muskelspindel liefert
- die Grundlage für die Absicherung der Haltung wie der gleichbleibenden Bewegungen,
- der Extrapyramidalmotorik die Information darüber, wie groß die Außenweltkräfte sind, die neu auf ein Glied oder den ganzen Körper einwirken und entsprechend durch Tonuserhöhung aufgefangen werden müssen.

Propriozeption. Nebst den Spindeln sind die Afferenzen aus den Gelenken (freie Nervenendigungen als Rezeptoren, Abb. 2, s. S. 16), Bändern, Sehnen, Faszien und dem Bindegewebe allgemein ebenfalls wichtig, weil sie die Extrapyramidalmotorik über die momentane Haltung oder Bewegung des Körpers (das momentane Verhaltensschema) informieren. Sie bilden die Grundlage für die Tonusmusterverteilung, die überhaupt erst die aufrechte Haltung ermöglicht und auch jeder Bewegung vorausgehen muss (Tonusantizipation), damit der Körper nicht von den eigenen Bewegungen umgeworfen wird.

Ferner liefern die *Gleichgewichtsrezeptoren* im Innenohr (Abb. 4, s. S. 22) der Extrapyramidalmotorik wichtige Informationen über die Haltung des Kopfes der Erdanziehung gegenüber.

Tonus-Antizipation. Die kortikale Sensomotorik liefert dem Extrapyramidalsystem Informationen darüber, was sie vorhat. Sie übergibt all ihre Pläne der Extrapyramidalmotorik, und zwar sowohl die Pläne für die Haltungen wie für die Bewegungen, zumal jeder Bewegung eine entsprechende Tonusvorgabe vorausgehen muss. Erst dann tritt die Pyramidenbahn in Aktion, um das motorische Vorhaben zur Ausführung zu bringen. Entsprechend baut die Extrapyramidalmotorik den Tonus für die Haltung und Bewegung vorauseilend auf und übernimmt außerdem die Aufrechterhaltung einer aufgebauten Körperhaltung (Sitzhaltung, Stehhaltung etc.) oder eines sich wiederholenden Bewegungsablaufes (das Gehen, Radfahren, Rudern etc.).

Störungen

Das *dyston-dyskinetische Syndrom.* Störungen der Extrapyramidalmotorik führen zum dyston-dyskinetischen Syndrom. Dieses besteht aus zwei Störungsgruppen:

- *dystone* Gruppe mit Tonusschwankungen, Tonusverminderungen wie bei der Chorea oder Tonussteigerung wie bei der Athetose und beim Parkinson-Syndrom.
- *dyskinetische* Gruppe mit deformierten Bewegungen und vor allem vielen Spontanbewegungen wie Zuckungen, Grimassieren, Ticks, Schiefhals, Zittern, Blepharospasmus, Chorea, Athetose, Hemiballismus oder Schreibkrämpfen, weil sich spontanaktive Neurone desintegriert und verselbstständigt haben. Selbst der Tremor geht auf diese desintegrierten, intrinsischen Neurone zurück.

Rehabilitation

Rehabilitatorisch sind diese dyston-dyskinetischen Syndrome äußerst schwierig zu behandeln. Wenn die Medikamente und die vorübergehenden gezielten Lähmungen der betroffenen Muskeln mit Botulinustoxin versagen, kommen noch operative Möglichkeiten wie Elektrostimulation oder Ausschaltung im Thalamus, Pallidum oder Nucleus subthalamicus in Betracht; oft jedoch bleibt nur noch das Sich-Anpassen an die Störung. Eine direkte Beeinflussung der Störung durch bestimmte Übungsprogramme ist (noch) nicht gefunden worden. Man kann lediglich durch Gleichgewichtstraining die Hemmneurone fördern, um damit die aus der Kontrolle geratenen spontanaktiven Neurone etwas abzudämpfen. Im übrigen soll man darauf achten, die Emotionalität günstig zu beeinflussen, weil jede Aufregung die Störung massiv fördert.

In der Frühphase hingegen kann man mit der Behandlung nach Vojta der negativen Entwicklung relativ gut entgegenwirken.

Das Kleinhirn

Das Kleinhirn baut keine eigene Motorik auf, ist aber dafür zuständig, die motorischen Muster der anderen Systeme, im besonderen der Extrapyramidalmotorik und der kortikalen Sensomotorik, zu verfeinern und zu präzisieren. Dies schließt die Präzision der aufrechten Haltung und des Gleichgewichtes mit ein (Abb. 20).

Hemmneurone. Für diese präzisierende Funktion stehen fast ausschließlich Hemmneurone (Purkinje-Zellen) in der Kleinhirnrinde zur Verfügung, die alles weghemmen, was an überschießenden Mustern in der Motorik aufgebaut wird. Daher kommen bei Kleinhirnausfällen diese ausfahrenden, überschießenden Muster der Motorik ungehemmt zum Vorschein.

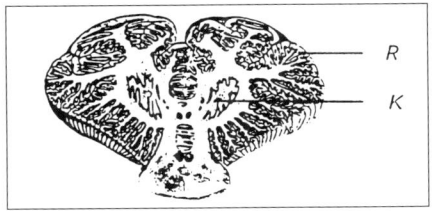

Abb. 20. Das Kleinhirn im Querschnitt. K = Kerngruppe; R = Rinde mit den inhibitorischen Purkinje-Zellen.

Sobald Motorik läuft, werden auch die Hemmneurone aktiviert, es kommt zu den verfeinerten, eleganten Bewegungen der Tänzerinnen, zur Präzisionsmotorik der Akrobaten und zum Gleichgewicht der Seiltänzer.

Kleinhirnkerne. Kehrt jedoch motorische Ruhe ein, werden die Kleinhirnkerne aktiv, nachdem sie vorher, während des Haltungs- und Bewegungsgeschehens, von den Purkinje-Zellen abgeblockt waren. Sie feuern spontan, um den ganzen motorischen Komplex in Bewegungsbereitschaft zu halten, vergleichbar dem Auto, dessen Motor im Standgas läuft, ohne dass es jedoch bereits fährt.

Störungen
Ataxie. Die Kleinhirnstörungen führen bei Ausfällen der Hemmneurone zur Ataxie, und zwar bei Störungen
– im Nodulus und Flocculus zur Gleichgewichtsataxie mit Torkeln, Schwindel und Nystagmus,
– im Vermis zur Haltungsataxie vor allem mit der Schwierigkeit, den Rumpf im Stehen, Sitzen oder Gehen ruhig aufrecht halten zu können,
– in den Hemisphären zur Zielataxie mit Mühe, einen Gegenstand zu fassen, weil die Hand über das Ziel hinaus schießt, hin und her schwankt und unpräzise zugreift. Auch die Beine werden fahrig, die Sprache undeutlich (skandierend), die Augenbewegungen ruckartig (Nystagmus). Das Schreiben wird bis zur Unleserlichkeit «ausfahrend».

Fallen hingegen die Kernneurone aus, geht der motorische Bereitschaftsantrieb zurück, die Kinder werden schlaffer und bewegungsärmer.

Rehabilitation
Die Rehabilitation konzentriert sich auf den Aufbau eines guten Gleichgewichtes; dazu ist die Schaukel unentbehrlich, obwohl die Kinder mit Gleichgewichtsstörungen anfänglich oft eine vestibuläre Abwehr zeigen. Sie müssen sich aber unbedingt an die vestibulären Reize der Schaukel, Hängematte, des Trampolins, Zweirades etc. gewöhnen (adaptieren), zumal die vestibulären Reize auch die Entwicklung der wichtigen Hemmneurone fördern, über die alleine die Motorik verfeinert wird.

Die Pyramidenbahn

Hat der Integrator einen Bewegungsplan ausgewählt und der Umwelt angepasst (antizipiert), gibt er ihn im Präzentralbereich den extrapyramidalen Neuronen und der Pyramidenbahn beider Hirnhälften (für die eine Hälfte über den Balken) weiter. Von der Pyramidenbahn übernommen, läuft das bioelektrische Muster des aufgegliederten antizipierten Planes nach etwa 200 ms mit einer Geschwindigkeit von bis 100 m/s und ohne Unterbrechung bis zu den Zwischenneuronen des Rückenmarkes auf Vorderhornniveau (Abb. 18, s. S. 52), ohne jedoch das extrapyramidale Muster, das den Tonus vorbereiten (gleichsam den Tonusschatten vorauswerfen) muss, einzuholen.

Die *Pyramidenbahnkreuzung.* 90% der Pyramidenbahnfasern (von insgesamt ca. 1 Million) kreuzen auf die andere Seite, 10% bleiben gleichseitig, ein Fünftel davon kreuzt allerdings noch auf spinaler Ebene. Die 8% der gleichseitig bleibenden Fasern innervieren mit den gekreuzten Fasern zusammen die achsennahe Muskulatur (Stirn, Rachen, Hals, Rumpf), weshalb diese Achsenmuskulatur (im Gegensatz zur Extremitäten- und Gesichtsmuskulatur) bei einseitigem Pyramidenbahnausfall weitgehend funktionstüchtig bleibt.

Hemmfasern. Nebst den dicken Pyramidenbahnfasern, die die kortikalen Bewegungsmuster weiterleiten, enthält die Pyramidenbahn zu 90% dünnere Fasern, die über Zwischenneurone im Rückenmark Hemmmuster induzieren. Diese blockieren die afferenten Zugänge zu den Zwischenneuronen für die alten spinalen Reflexe, wodurch die Zwischenneurone für die pyramidalen und extrapyramidalen Muster zur Verfügung stehen.

Evolution. Die Pyramidenbahn ist eine evolutive Entwicklung der Säugetiere, während die Fortbewegung der Echsen, die uns dennoch in ihrer Flinkheit nicht nachstehen, extrapyramidal organisiert wird. Die verletzliche Pyramidenbahn war ein Risiko.

Ausfälle
Die Ausfälle der Pyramidenbahn führen entsprechend der Zusammensetzung aus bahnenden (erregenden) und hemmenden Fasern zu zwei Störungskreisen, die zusammen die spastische Lähmung ergeben:
– *Lähmung* durch Ausfall der bahnenden Fasern, was bedeutet, dass die kortikalen Bewegungsmuster nicht mehr weitergeleitet werden.
– *Spastik* durch Ausfall der Hemmfasern, was zur Folge hat, dass die phylogenetisch alte spinale Reflexmotorik reaktiviert wird, weil die Zwischenneurone wieder alle Afferenzen aus der Peripherie bekommen. Die phasische wie tonische Reflexmotorik wird jetzt überschießend, d.h. gesteigert resp. spastisch. Überdies werden auch noch die phylogenetisch alten Reflexe wieder aktiv, beispielsweise die alten Haltungs- und Stellreflexe, die gekreuzten Streck-

reflexe, die assoziierten Reaktionen, die Mund-, Hand- und Fußgreifreflexe, der Babinski-Reflex (tonischer Großzehenfluchtreflex), der tonische Beißreflex, der Zungenstoßreflex etc.

Rehabilitation
Die Rehabilitation der spastischen Lähmung muss möglichst frühzeitig einsetzen, weshalb Vojta mit seinen Handgriffen Frühwarnzeichen herausgearbeitet hat, die bereits eine Behandlung ermöglichen, bevor sich die spastische Lähmung entwickelt hat. Seine Behandlung besteht darin, dass er, bzw. die von ihm instruierte Mutter, von bestimmten Druckpunkten vom Rücken, Thorax, Becken und den Extremitäten aus ein tonisches Umdreh- und Vierfüßlerreflexmuster auslöst, das zum instinktiven Fluchtmuster weiter entwickelt maximal intensiv wird und damit nicht nur die restlichen Pyramidenbahnneurone so stark wie möglich fördert, sondern auch Umgehungsstrategien (Einsatz der frei gewordenen Reflexmotorik) induziert.

Aber auch die Heilgymnastik oder die Behandlungen nach Bobath, Petö etc. erzielen zunächst über das Aktivieren von spinalen, bulbären und zerebellären Hemmneuronen sowie das Aktivieren der restlichen hemmenden Pyramidenbahnfasern, deren Axonäste bis zu 30% vermehrt aussprossen können, gute Resultate, vorausgesetzt, es wird frühzeitig genug, bei pränatalen Schäden schon in den ersten Lebensmonaten, behandelt.

Die Sensomotorik

Ein großes Teilleistungssystem des Integrators, das sensomotorische Teilsystem, muss den globalintegrativen Willensakt (das voluptive Globalmuster des Globalsystems) in ein motorisches Verhaltensmuster umsetzen. Es liegt beim Rechtshänder ab dem Ende des 2. Lebensjahres vorwiegend zentro-parietal links (Abb. 21) und nur schattenhaft auch rechts. 2% sind allerdings beidhändig und von den etwa 10% Linkshändern ist bei etwa 3% das sensomotorische System etwas weniger stark links betont, bei den anderen 7% liegt es spiegelbildlich rechts (darunter fallen auch solche Linkshänder, die wegen einer Entwicklungsstörung in der linken Hemisphäre zu Linkshändern wurden und daher pathologische Linkshänder darstellen). Seine Aufgabe ist das Umsetzen der Willensmuster in Körpermotorik, was es über 3 Systemanteile bewältigt:
– rezeptiver
– kreativer
– expressiver Anteil.
Der rezeptive und der kreative Anteil bilden zusammen die sensomotorische RK-Einheit.

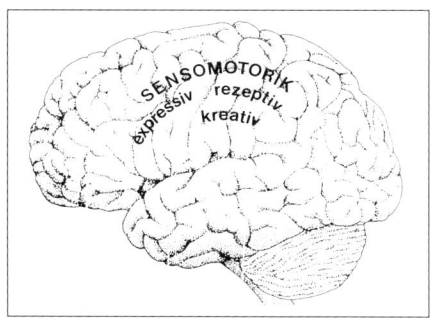

Abb. 21. Die kortikale Sensomotorik.

Der rezeptive Anteil (Rezeptivanteil)

Nachdem (bei aktiven Bewegungen) aus der Propriozeption und dem vestibulären System die kinästhetischen Afferenzen von beiden Körperhälften gekreuzt ins kinästhetische Wahrnehmungssystem vorgestoßen sind (kinästhetischer Homunkulus, Abb. 6, s. S. 24), werden diese kinästhetischen Muster vom Globalsystem übernommen, wahrgenommen und zum einheitlichen kinästhetischen Verhaltensmuster resp. Körperschema (Globalhomunkulus, Abb. 7, s. S. 25) zusammengebaut. Dieses wird nun mit dem noch für Sekunden vorhandenen, vorausgegangenen, umweltangepassten (antizipierten) Verhaltensplan (Efferenzkopie) verglichen. Stimmen Efferenzkopie und Reafferenz nicht überein, wird korrigiert. Andernfalls wird der reafferente, kinästhetische Globalhomunkulus vom Rezeptivanteil des sensomotorischen Systems (beim Rechtshänder postzentral links betont) verkleinert aus dem Globalsystem kopiert und in seinem ganzheitlichen sensomotorischen Gedächtnis resp. im sensomotorischen seriellen Speicher als rezeptiver sensomotorischer Homunkulus (Abb. 22) abgelegt, um nach Bedarf jederzeit wieder aufrufbar zur Verfügung zu stehen. So speichert dieser rezeptive Systemanteil bezüglich der sich entwickelnden Fortbewegung des Kindes zuerst die Muster für das Krabbeln, danach die für das Aufstehen, Gehen, Klettern, Rennen, Tanzen, Schwimmen etc. bis hinauf zum Kunstturnen, zum Ballett und zur Akrobatik. In diesem Speichervermögen passt sich das Kind auch sofort Fußverletzungen an. Es legt Hinkmuster ab und ruft sie wieder auf, bis der Fuß nicht mehr weh tut. Allerdings ist das sensomotorische Gedächtnisvermögen anfänglich noch kurzlebig, was aber den Vorteil in sich birgt, die anfänglich ungeschickten Gehmuster rasch wieder zu verlieren (Schonfrist vor dem Langzeitengrammieren).

Entsprechend der größten Rezeptordichte im Bindegewebe der Lippen und der Hände sind bei diesem Homunkulus auch wiederum die Lippen und Hände am größten.

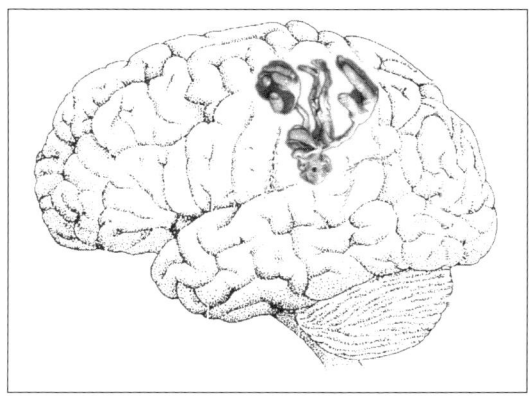

Abb. 22. Rezeptiver sensomotorischer Homunkulus.

Der kreative Anteil (Kreativanteil)
Dieser Anteil, der im gleichen Areal wie der Rezeptivanteil, aber in anderer Zellschicht lokalisiert ist, stellt ein Stück Globalsystem dar, das besonders spezialisierte Neurone enthält, die dazu dienen, die vom Willen (voluptiv) gewünschten Verhaltensmuster (den entsprechenden sensomotorischen Homunkulus) aus dem Rezeptivanteil aufzurufen. Als semispezialisierter Globalsystemanteil bildet er mit dem Rezeptivanteil zusammen eine rezeptiv-kreative resp. eine sensomotorische RK-Einheit. Sind die richtigen Muster ins Globalsystem hinein aufgerufen worden, werden sie als Verhaltenspläne ins Raumschema eingebaut (antizipiert).

Antizipation. Das Verschmelzen des Verhaltensschemas mit dem vorwiegend visuellen Raumschema im Globalsystem, bevor das Verhaltensschema verwirklicht wird, heißt Antizipation (antizipierter Homunkulus, Abb. 23) und stellt eine äußerst wichtige Vorausplanung des Verhaltens dar, die beim Blinden wegfällt.

Kreativer Aufbau neuer Bewegungspläne. Finden sich im Rezeptivanteil keine bereits früher eingespielten Verhaltensmuster (z.B. für das Radfahren) kreieren die oben genannten besonders spezialisierten Globalneurone vorab durch Nachahmung neue Pläne, die über die Reafferenzen korrigiert werden, bis sie stimmen (Einüben). Dabei denkt der Integrator in ganzen Bewegungen. Dank dieses kreativen Vermögens gelang in einem früheren Stadium der Phylogenese die Umstellung vom Kletterfuß auf den Gehfuß ohne Schwierigkeit, weil die Kreativität die größtmögliche Anpassung mit sich gebracht hat.

Automatismus. Die spontanaktiven Neurone der Basalganglien senden im Wachzustand ständig Signale zu den besonders spezialisierten Neuronen des Kreativanteiles, wodurch diese jedes aufgerufene oder kreierte Muster (Geh-, Steh-, Sitzmuster etc.) so lange aufrecht erhalten, bis der Wille etwas anderes will. Es handelt sich hierbei um den Bewegungs- und Haltungsautomatismus resp. den Verhaltensautomatismus.

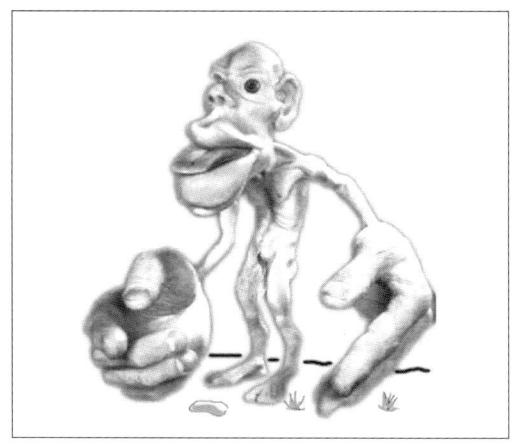

Abb. 23. Antizipierter Homunkulus.

Der expressive Anteil (Expressivanteil)
Die Neurone dieses Anteiles liegen weiter vorne im Präzentralbereich (beim Rechtshänder vorwiegend links) und sind nur über das Globalsystem mit den anderen Systemanteilen vernetzt. Sie kopieren in verkleinerter Form den ins Raumschema eingebauten, antizipierten Verhaltensplan (den antizipierten Homunkulus) bezüglich seiner sensomotorischen Struktur (expressiver sensomotorischer Homunkulus, Abb. 24) aus dem Globalsystem, um ihn in einzelne Bewegungsgrundelemente für die rechte und die linke Körperhälfte aufgeteilt umzubauen. Diese Grundelemente (Kineme und Toneme) werden gleichseitig und über den Balken auf die andere Seite hinüber an die Extrapyramidalmotorik und die Pyramidenbahn weitergegeben und über die Vorderhornmotoneurone ausgedrückt.

Reafferenz. Das Verhalten wiederum wird von der Propriozeption und vom Gleichgewichtssystem registriert und als kinästhetische Reafferenz über das kinästhetische Wahrnehmungssystem zum Globalsystem zurückgemeldet, wo die kinästhetische Reafferenz mit dem noch für Sekunden vorhandenen antizipierten Verhaltensplan (Efferenzkopie) verglichen wird. Stimmen sie nicht überein, wird der antizipierte Verhaltensplan über den Kreativanteil korrigiert. Stimmen sie überein, wird die Reafferenz (der reafferente Globalhomunkulus) verkleinert in den sensomotorischen Rezeptivanteil kopiert und abgelegt.

Kineme. Die Kineme sind die Grundelemente der Motorik, in die der Expressivanteil jeden Bewegungsplan zerlegt. So das Beuge-, Streck-, Rotations-, Kipp-, Spreiz-Kinem etc. Für den Alltag genügen etwa zwanzig, für die Akrobatik hingegen werden etwa sechzig Kineme aufgebaut.

Kinemfolge, Kinemmuster, Kinemmusterfolge. Auf der Zeitachse sind die Kineme als Kinemfolge hintereinander angeordnet. Gleichzeitig nebeneinander

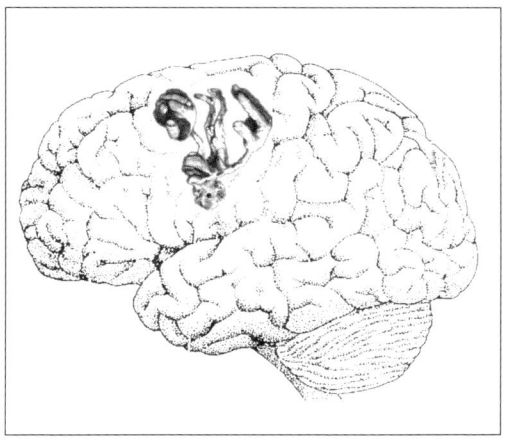

Abb. 24. Expressiver sensomotorischer Homunkulus.

machen sie das Kinemmuster aus. Die Kinemmuster in der Zeitachse entwickeln sich zur Kinemmusterfolge. So ist z.B. der Geh-Akt eine Kinemmusterfolge aus wechselseitigen Beuge- und Streckkinemen der Beine, Pendelkinemen der Arme, Wippkinemen des Rumpfes und Rotationskinemen der Füße und des Rumpfes; sie alle bilden zusammen in der Zeitachse eine Kinemmusterfolge.

Toneme. Geht Bewegung in Haltung (Ruhe) über, bedeutet dies, dass die Bewegungselemente in Haltungselemente übergehen. Die Kinemmusterfolge Rennen z.B. geht in ein Tonemmuster Stehen, Sitzen oder Liegen über. Entsprechend gibt es genau so viele Toneme wie Kineme. Auch sind die Haltungen, wie die Steh-, Sitz-, Kauer- oder Liegehaltung stets Tonemmuster, aber niemals Tonemmusterfolgen. In dem Moment, da sich die Haltung ändert, geht das Tonemmuster in eine Kinemmusterfolge über.

Zusammenspiel mit der Globalintegration
Das vorwiegend einseitig (beim Rechtshänder linksseitig) angelegte sensomotorische System spielt gleich dreimal mit dem Globalsystem zusammen.
– *Rezeptiver Anteil.* Zum einen laufen die Verhaltensreafferenzen über das beidseits gekreuzt angelegte Wahrnehmungssystem ins Globalsystem ein und werden als Ganzheit (als Globalhomunkulus) wahrgenommen. Dieser reafferente Globalhomunkulus wird hier mit dem kurz zurückbehaltenen Original des antizipierten Homunkulus verglichen, damit bei Unstimmigkeiten Korrekturen vorgenommen werden können. Dann wird der reafferente Homunkulus vom sensomotorischen Rezeptivanteil durch Kopieren aus dem Globalsystem verkleinert übernommen und gespeichert, um je nach Bedarf wieder aufgerufen werden zu können.

– *Kreativer Anteil.* Dieses Aufrufen der ganzheitlich gespeicherten Verhaltensmuster (des sensomotorischen Homunkulus) aus dem Rezeptivanteil ins Globalsystem hinein bewerkstelligt der Kreativanteil, worauf das aufgerufene Muster mit dem Raumschema zum antizipierten Verhaltensplan (antizipierter Homunkulus) zusammengebaut wird.

– *Der expressive Anteil* schließlich kopiert den antizipierten Verhaltensplan (den antizipierten Homunkulus) aus dem Globalsystem, um ihn zum expressiven sensomotorischen Homunkulus verkleinert muskelgerecht aufzugliedern und der Motorik beider Hirnhälften weiterzugeben.

Homunkuli. Beim wechselseitigen Zusammenspiel der beteiligten Teilsysteme und Teilsystemanteile mit dem Globalsystem kommen gleich 5 Homunkuli zum Zug, bei denen entsprechend der Rezeptordichte im Bindegewebe der Lippen und der Hände diese Körperteile am größten erscheinen:

– der beidseits zur Hälfte und gekreuzt gespeicherte Wahrnehmungshomunkulus im kinästhetischen Wahrnehmungssystem (Abb. 6, s. S. 24),

– der große, einheitliche Globalhomunkulus (Abb. 7, s. S. 25),

– der kleine einheitliche sensomotorische Homunkulus im Rezeptivanteil des sensomotorischen Teilsystems (der rezeptive sensomotorische Homunkulus, Abb. 22, s. S. 59)

– der aufgerufene, ins Globalsystem zurückgeholte und antizipierte Homunkulus (der antizipierte Globalhomunkulus, Abb. 23) und

– der verkleinert in den Expressivanteil hineinkopierte, antizipierte sensomotorische Homunkulus (der expressive sensomotorische Homunkulus, Abb. 24), der muskelgerecht umgebaut wird.

Mathematische Beziehung. Das sensomotorische System ist ein Zweiwegsystem, das aus 3 Einwegsystemen aufgebaut ist. Unter diesen erscheint der Rezeptivanteil als afferentes, der Expressivanteil als efferentes Einwegsystem. Beide kopieren aus dem Globalsystem, der Rezeptivanteil die zusammengebauten kinästhetischen Wahrnehmungsmuster, der Expressivanteil die antizipierten Verhaltensmuster. Die entsprechend kopierten Homunkuli (kh) stellen Miniaturformen der Globalhomunkuli (GH) dar:

$$kh = GH$$

Umgekehrt läuft es bei der Übernahme eines sensomotorischen Homunkulus (smh) aus dem Rezeptivanteil ins Globalsystem, aufgerufen durch die besonders spezialisierten Neurone des Kreativanteils:

$$GM = smh \times \left(1 - S_{R-x}\right)$$

S_{R-x} = die Negativschwelle des Globalsystems gegenüber dem sensomotorischen Rezeptivanteil = Aktivierung eines sensomotorischen Homunkulus im Teilsystem (s. auch Abb. 29, S. 78).

Sonderformen

1. *Verbale Kommunikation.* Im sensomotorischen System werden beim Rechtshänder auf der linken Seite Neuronenverbände einprogrammiert, die speziell für die verbale Kommunikation zuständig sind (Abb. 35, s. S. 98):
– für das Sprechen
– für das Schreiben.

Das *Sprechen* bedeutet eine Kinemmusterfolge für die Mund-Rachen-Kehlkopf-Atem-Muskulatur. Es kommt zur Lautgebung. Statt von Kinemen spricht man jetzt von Phonemen. Hierzu hat sich aus der sensomotorischen Basis für die lautgebende Körpermuskulatur («erklingende» Motorik), zu der auch die oro-faziale Muskulatur gehört, eine spezialisierte Neuronengruppe für Sprachsensomotorik weiterentwickelt, die auf das Intaktsein der Körpermotorik angewiesen ist, deren isolierter Ausfall andererseits aber nicht zu einer Störung der oro-fazialen Sensomotorik (für das Essen, Flötenspiel etc.) führen muss.

Das *Schreiben* hingegen wird weiterhin durch die Körpermotorik der Schreibhand gesteuert. Das intakte sensomotorische System bringt problemlos Kreis-, Bogen-, Strich- und Ecksegmente hervor, aus denen Buchstaben resp. Grapheme und weiter Graphemfolgen resp. Worte aufgebaut werden.

2. *Nonverbale Kommunikation.* Ebenfalls vom sensomotorischen System der Körpermotorik werden die Mimik und Gestik als Ausdruck der emotional- und instinktinduzierten Sensomotorik sowie das musische Schaffen (musizieren, zeichnen, malen, kunsthandwerklich arbeiten, sticken etc.) gesteuert. Beim musischen Schaffen sprechen die besonders spezialisierten Neurone des sensomotorischen Kreativanteiles auf die vom musischen System kreierten musischen Pläne im Globalsystem an, um sie zur Verwirklichung in der Außenwelt zu bringen.

3. *Augenwillkür.* Für das willkürliche Umherblicken hat sich weiter vorne, frontal und vorwiegend links, eine sensomotorische Neuronengruppe ausdifferenziert, die beim Neugeborenen innerhalb der ersten 3 Monate ausreift und ein willkürliches, koordiniertes Umherblicken erlaubt. Auch hier übernimmt die Pyramidenbahn beider Hirnhälften die expressiven Bewegungssignale, die linke Pyramidenbahn für das Blicken nach rechts und die rechte (über den Balken) für das Blicken nach links. Im Hirnstamm kreuzen die Pyramidenbahnfasern zum gegenüberliegenden Nucleus paraabducens, von wo aus z.B. der gleichseitige Abducenskern für das rechte Auge und nochmals kreuzend die Okulomotoriuskerngruppe auf der linken Seite (im Mittelhirn) für das linke Auge die Signale für eine koordinierte Augenbewegung nach rechts bekommen.

Die Übernahme durch die Motorik

Die Übernahme der motorischen Verhaltensmuster erfolgt durch die Extrapyramidalmotorik und die Pyramidenbahn beider Hirnhälften:

– *Extrapyramidalmotorik.* Die in Kinemmusterfolgen oder Tonemmuster für beide Körperhälften aufgegliederten Verhaltenspläne werden sowohl gleichseitig wie über den Balken auf die andere Seite den Extrapyramidalneuronen im Präzentralbereich beidseits (Abb. 18, s. S. 52) übergeben, damit der entsprechende Tonus aufgebaut werden kann, der für die Haltung der Erdanziehung gegenüber zuständig ist und einer bevorstehenden Bewegung vorausgehen muss.

– Die *Pyramidenbahn* übernimmt die kinematischen Muster mit einer Verzögerung von etwa 200 ms, die die Extrapyramidalmotorik braucht, um den Tonusschatten resp. die Tonusvorgabe oder, lateinisch, die Tonusantizipation «vorauswerfen» zu können. Danach braucht die Pyramidenbahn nur noch etwa 10 ms, bis das sensomotorische Muster im Rückenmark ankommt und in die Muskulatur weitergegeben wird. Wir «verhalten uns».

Absicherung und Verfeinerung

Abgesichert wird unser Verhalten gegenüber unvorhergesehenen Umwelteinwirkungen durch die Reflexe, und verfeinert wird die Motorik durch das Kleinhirn.

Entwicklung der Motorik

Mundmotorik. Schon vor der Geburt (ab dem 6. Schwangerschaftsmonat) wird die Mundmotorik angebahnt, indem das Ungeborene reflektorisch am Daumen lutscht. Kaum geboren, kann das Kind mit dem Kopf die Mamille suchen, saugen, ein Weingesicht machen, schreien und abwehrstrampeln.

Blickmotorik. Mit 1 Monat drehen die Augen mit dem Kopf mit, nachdem sie vorher wegen des Augenstellreflexes der Kopfdrehung entgegen drehten und hernach verzögert in die Mittellinie nachdrehten (Puppenaugenphänomen). Mit 6 Wochen ist das Fixieren da, mit 3 Monaten das weitgehend freie Umherblicken.

Greifmotorik. In den ersten 3 Monaten nach der Geburt macht die Motorik der Hände große Fortschritte. Mit 2 Monaten nimmt der Säugling alle Fingerchen in den Mund, mit 4 greift er eigenhändig, mit 5 kreuzt er die Hände über die Mittellinie, mit 8 kann er den Pinzettengriff. Die Händigkeit entwickelt sich aber erst im 2. Lebensjahr (etwa 88% rechtshändig, 10% linkshändig, 2% beidhändig), während die Sprachdominanz noch später, mit 5 Jahren, deutlich einseitig und der kleine Rest auf der anderen Seite mit 12 Jahren ganz aufgegeben wird.

Die Sprachmotorik beginnt mit dem Variieren des Lallens ab dem 3. Lebensmonat, dem Aufbau von Silben ab dem 6. und den ersten Worten zu Beginn des 1. Lebensjahres.

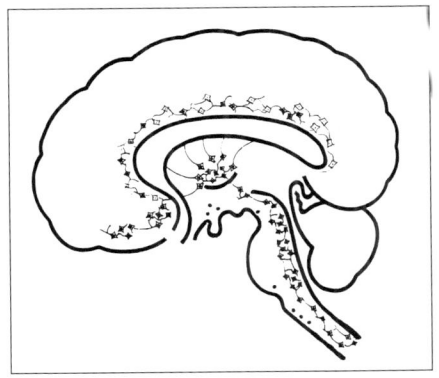

Abb. 25 Das ausgedehnte retikuläre Teilsystem.

Fortbewegungsmotorik. Mit 9 Monaten krabbeln die meisten Kinder, mit 1 bis 1$^1/_2$ Jahren können sie frei gehen, mit 2 Jahren rennen, mit 3 auf einem Bein hüpfen und in alternierenden Schritten die Treppe hoch steigen, wenig später auch treppab gehen.

Die Energiebereitstellung

Das kreativ aufgerufene oder neu geschaffene Verhaltensmuster wird im Globalsystem dem Raumschema angepasst und mit ihm zusammengebaut (antizipiert). Dieser antizipierte Verhaltensplan wird nun allen über das Globalsystem miteinander vernetzten Teilsystemen angeboten, aber nicht von allen übernommen. Die wichtigste Neuronengruppe, die den Verhaltensplan herauskopiert, ist der Expressivanteil der Sensomotorik. Aber auch das retikuläre Teilsystem (Abb. 25), bei dem es sich ebenfalls um ein efferentes, aber in beiden Hemisphären angelegtes Einwegsystem handelt, kopiert die antizipierten sensomotorischen Pläne (die antizipierten Homunkuli) aus dem Globalsystem, um sie verteilungsgerecht umzubauen und an die vegetativen (und hormonellen) Steuerungseinheiten, z.B. für die Atmung und den Kreislauf weiterzugeben, damit genügend Energie bereitgestellt wird, schon bevor es zu den motorischen Leistungen kommt. Das Vegetativum spiegelt darin die motorischen Vorhaben wider, bevor diese motorisch sichtbar werden.

Die *mathematische Formel* hierfür ist die gleiche wie beim Expressivanteil oder beim expressiven Sprachsystemanteil:

rtm = SMGM

rtm = das kopierte retikuläre Teilsystemmuster, SMGM = das sensomotorische Muster im Globalsystem resp. der antizipierte Homunkulus.

Die *Störungen* zeigen sich als vegetative Dysregulationen, die ein Konditionstraining abverlangen.

Zugehörigkeit. Alle 3 expressiven Systeme bzw. Systemanteile entnehmen ihre Informationen dem Globalsystem und können daher auch als oberste Instanz dem retikulären bzw. dem motorischen Systemenkomplex zugeordnet werden.

Motivation

Die Sensomotorik übernimmt die globalintegrativen Willensmuster, um sie motorisch auszudrücken. Den Antrieb zum voluptiven Musteraufbau bringen die

– spontanaktiven Neurone des Integrators mit Selbstintegration,
– die motivierenden Teilsysteme: das emotionale und das instinktive Teilsystem.

Die Emotionsmotivation. Das emotionale Teilsystem (Abb. 36, s. S. 116) motiviert nebst dem Erleben auch das Wollen der Globalintegration, so dass es beim Dominieren der emotionalen Muster aus diesem Teilsystem im Globalsystem zu emotional gefärbten Verhaltensmustern wie Freudensprung, Jauchzer, Weinen oder gar Wutausbruch kommt.

Die Instinktmotivation. Die aus den gewinnenden und meidenden Fremdreflexen heraus entstandenen Instinkte haben ihre Zwischenneurone tief unten im Hypothalamus und im Altgroßhirn (limbischer Hirnanteil, Abb. 26) weiter ausdifferenziert. Im Unterschied zu den Reflexen können sie ihre Muster nicht mehr direkt den Motoneuronen weitergeben, sondern müssen sie über das instinktive Teilsystem im Altgroßhirn (einer Art Instinktwahrnehmungssystem mit der Aufgabe, die einlaufenden Instinktmuster je nach Bedeutung bzw. dem Gesetz der Hierarchie zusammenzubauen) dem Globalsystem anbieten. Sie müssen die Willkürmotorik gleichsam motivieren. Diese wiederum ist dank der spontanaktiven Neurone frei, die Instinktmotivationen zu übernehmen oder aber sie zu verweigern. Die Globalintegration bestimmt die Übernahme-

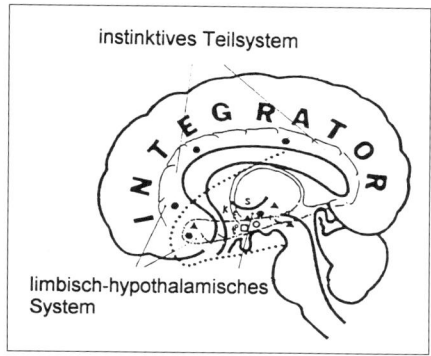

Abb. 26. Die Instinktmotivatoren im Altgroßhirn. ▲ Sicherungsinstinkt; ● Sozialinstinkt; □ Ernährungsinstinkt; ○ Sexinstinkt; S Schmerzmeidinstinkt; K Körperpflegeinstinkt; t° Körperwärmeinstinkt; E Ausscheidungsinstinkt.

schwelle. Umgekehrt kann das Globalsystem sogar Instinktmuster mimen, ohne dass entsprechende Motivationen da sind.

Folgende *Instinkte* gibt es:

1. Meidinstinkte. 5 Instinkte bzw. Instinktgruppen haben das Ziel, Auslöser zu meiden:

– Ausscheidungsinstinktgruppe: motiviert Wasserlassen, Stuhlgang und Erbrechen (meidet diese Stoffwechselgrößen). Sie organisiert das Ausscheidungsverhalten.

– Wärmeinstinktgruppe: organisiert das Meiden von Hitze und Kälte nach folgender logistischer Motivationsformel:

$$M = (1 - t^\circ) \times t^{\circ\,nb}$$

M = Instinktmotivation gegen Abkühlung oder Erhitzung. t° = Außenwelttemperatur, wobei t° = 1 einer Temperatur von 30 °C entspricht, das bedeutet: keine Motivation. Für je 10 °C kommt eine Einheit Erwärmung oder Abkühlung dazu. Bei 20 °C oder 40 °C daher doppelte Motivation, bei 10 °C oder 50 °C maximale, sechsfache Motivation. nb = schwankender biologischer Koeffizient um zumeist 0,9–1,1.

– Körperpflegeinstinkt: motiviert das Entfernen von Schmutz und Parasiten von der Haut.

– Schmerzmeidinstinkt: zielt auf eine Schmerzlinderung ab, z.B. beim Bauchweh durch ein Sich-Einrollen etc., so dass aus diesen instinktiven Haltungsmustern auf den Schmerzursprung geschlossen werden kann.

– Sicherungsinstinkt: reagiert auf gefährliche Auslöser im Raumschema, während die anderen 4 Meidinstinkte Körperschemareize als ihre Auslöser beantworten. Dieses Sichern besteht im Reagieren mit gesteigerter Aufmerksamkeit, Drohen, Verteidigen, Fliehen oder Sich-Ergeben. Auch bleibt dieser Instinkt nach dem Verschwinden des Auslösers noch eine Zeitlang aktiv (die nur bei diesem Meidinstinkt auf Null abgesenkte Schwelle bleibt eine Zeitlang Null, was z.B. Flucht im Leerlauf zur Folge hat).

2. Gewinninstinkte. Die Gewinninstinkte senken die Schwelle spontan auf Null, was bedeutet, dass sie nicht mehr nur auf Auslöser im Raumschema warten, sondern sie spontan suchen (spontanes Suchverhalten). Ist der Auslöser gefunden, setzt das initiale, dann das terminale Auslöser-Antwort-Spiel ein, mit am Schluss teilweiser oder vollständiger terminaler Erfolgshemmung.

Man unterscheidet 3 Gewinninstinkte:

– den Ernährungsinstinkt,

– den Sexinstinkt mit dem weiblichen Aufbauen von Auslösern und dem männlichen Suchen danach,

– den Sozialinstinkt als die Instinktbasis des Sozialverhaltens (der sozialen Kompetenz mit Gruppenbildungsfähigkeit), wozu das Verlangen nach Gesellschaftlichkeit, das Begrüßungszeremoniell zur Beschwichtigung von Aggression, das «Auchverhalten», das Dominanzverhalten und das Kinderpflegeverhalten, das sich beim Menschen zum generellen Hilfeverhalten ausgeweitet hat, gehören. Dieser Instinkt motiviert auch das Lächeln mit, während am Schreien der Schmerzmeid-, Sicherungs- und Ernährungsinstinkt beteiligt sind. Diese Ausdrucksweisen erfolgen auch bei blinden Kindern.

Die *Störungen der Instinktmotivationen* liegen in einer Hyper-, Hypo- und Dysmotivation (falsche Instinktantworten), und die Rehabilitation konzentriert sich auf die Psycho- und Verhaltenstherapie.

Bewegtes Körperschema im Raumschema
Globalintegrativ bedeutet die Körpermotorik das Vermögen, das Körperschema exakt auf das Raumschema abgestimmt in dieses hinein zu bewegen.

Störungen
Die Störungen der Sensomotorik führen zu den Ungeschicklichkeiten, die Dyspraxien heißen. Entsprechend den 3 Teilleistungsanteilen gibt es die
– rezeptive }
– kreative } konstruktive
– expressive Dyspraxie.

Allerdings kommt es wegen der gestörten Reafferenz bei jeder dieser Formen mit der Zeit zu einer generellen, gleich aussehenden Dyspraxie.

Bei der *rezeptiven Dyspraxie* sind die gestapelten Verhaltenspläne (Haltung, Bewegung) im Rezeptivanteil defekt, weil
– bei peripherer Störung die Tiefensensibilität defekt einläuft oder zentral das Wahrnehmungssystem defekt ist (in diesen beiden Fällen liegt auch eine propriozeptive Sensibilitätsstörung vor). Bei all diesen Defekten kann der Kreativanteil korrigieren. Das Verhalten sieht besser aus, solange sich das Kind darauf konzentriert. Aber die Reafferenz kommt erneut defekt zurück, so dass sich eine variabel ausgeprägte reafferente Dyspraxie einspielt.
– der sensomotorische Rezeptivanteil ein vermindertes Speichervermögen hat. In diesem Fall muss das Kind von Therapiestunde zu Therapiestunde neu einüben, was sein sensomotorisches Gedächtnis nicht genügend festhalten kann. Es steht jedesmal wieder vor dem Problem, wie man wohl geht oder rennt oder Rad fährt.
Bei der *kreativen Dyspraxie* können
– bei einer plötzlichen Störung die richtig gespeicherten, einstmals korrekten Verhaltenspläne des Rezeptivanteiles nicht mehr richtig aufgerufen und ins Globalsystem übernommen werden,
– bei der Störung seit Geburt nur zufällig kurze, korrekte Verhaltensmuster aufgebaut und nicht mehr korrekt abgerufen werden.

Das Kind versucht es auf alle Arten, bleibt aber ungeschickt, ähnlich einem Anfänger (variable Dyspraxie).

Konstruktive Dyspraxie (Dyspraxie der sensomotorischen RK-Einheit). Weil die Neurone des rezeptiven und des kreativen Anteiles im gleichen Areal postzentral übereinander liegen (beim Rechtshänder vorwiegend links), werden bei einer organischen Störung postzentral links beide Neuronenarten gestört. Es werden jetzt falsche Pläne aufgebaut und die Reafferenzen zusätzlich falsch sensomotorisch abgelegt. Es kommt zum «Bewegungssalat» ohne System. Das Kind versucht auf alle möglichen Arten, eine Bewegung auszuführen; meist macht es sie ungeschickt und kann sie, sollte sie einmal glücken, nicht festhalten. Es handelt sich auch hier um eine variable Dyspraxie.

Bei der *expressiven Dyspraxie* können die an sich richtig aufgebauten und der Umwelt angepassten Verhaltenspläne nicht mehr in korrekte Kinemmusterfolgen und Tonemmuster umgebaut werden. Dabei gelingen einzelne Kineme oder Toneme schlichtweg nicht mehr (wie bei einer fehlerhaften Taste auf der Schreibmaschine). Viel häufiger jedoch misslingt die Koordination im Hintereinander oder Nebeneinander der Kineme und damit in der Kinemmusterfolge. Das Kind weiß, wie das Schwimmen funktioniert, kann es aber nicht richtig motorisch umsetzen. Es hat das Gefühl, als würden die Glieder nicht folgen wollen. Die gestörten Muster kommen als gestörte Reafferenzen ins kinästhetische Wahrnehmungssystem zurück und weiter über die Globalintegration in den Rezeptivanteil der Sensomotorik. Vom intakten Kreativanteil aufgerufen, können sie zwar korrigiert werden, erleiden im Expressivanteil aber wieder dieselbe Störung, weshalb diese Dyspraxie stets gestört aussieht (stabile Dyspraxie), trotz des großen Aufwandes, sie zu korrigieren.

Störung der Weiterleitung. Der Expressivanteil gibt seine Muster nach beiden Seiten weiter (nach rechts beim Rechtshänder über den Balken). Liegt eine Balkenläsion vor, kann es zur nur einseitigen Ungeschicklichkeit kommen. Einseitige Störungen der Pyramidenbahn oder der Extrapyramidalmotorik hingegen bringen ein spastisches resp. dyston-dyskinetisches Störungsbild reafferent zurück, das so, wie es gestört ist, sensomotorisch abgelegt wird. Damit spielt sich die Störung der Weiterleitung auch kortikal ein.

Das sensomotorische System der anderen Seite. Bei einseitiger Läsion mit Ausfall des dominanten sensomotorischen Systems ist die Dyspraxie nicht total, weil das schattenhaft angelegte Teilsystem auf der nichtdominanten (rezessiven) Seite noch da ist und ein gewisses Auftrainieren der Geschicklichkeit erlaubt. Nur bei beidseitigen Läsionen ist die Willkürmotorik apraktisch.

Sonderdyspraxien

Die oro-faziale Dyspraxie stellt eine Störung der Mundmotorik im Rahmen der Körpermotorik dar, die das Essen und Trinken, das Küsschengeben, die

Mimik oder später das Blasen eines Musikinstrumentes erschwert. Auch ist mit dieser Störung die Voraussetzung für eine gute Sprache nicht mehr gegeben. Die Sprache wird oro-fazial dyspraktisch.

Sprechdyspraxie (Dysphasie). Anders verhält es sich bei einer Störung des weiter ausdifferenzierten sprechsensomotorischen Systems. Hier ist nur das Sprechen und nicht auch die übrige Mundmotorik defekt, wenn auch nicht selten gleichzeitig eine oro-faziale Dyspraxie auftritt. Bei der rezeptiven Dysphasie werden die gesprochenen Worte sensomotorisch nicht richtig abgelegt und bei der kreativen nicht richtig aufgerufen oder durch Nachahmen nicht richtig aufgebaut. Expressiv schließlich gelingt das Umschreiben des antizipierten Wortplanes in die einzelnen Phoneme nicht (Broca-Dysphasie).

Bei der *Schreibdyspraxie (Dysgraphie)* sind die eingeübten Schreibpläne im Rezeptivanteil des sensomotorischen Systems defekt gespeichert. Kreativ werden sie falsch abgerufen oder ungeschickt neu aufgebaut, und expressiv gelingen einzelne Buchstabenanteile wie Bogensegmente oder Kreise schlecht oder ganze Buchstaben (Grapheme) nicht (expressive Dysgraphie). Demgegenüber liegt bei der Orientierungsdysgraphie die Störung im Körper/Raum-Orientierungssystem.

Die Blickdyspraxie ist selten. Sie besteht in einer Ungeschicklichkeit im Umherblicken und Fixieren, was sich in einem unregelmäßigen Nystagmus, nicht aber in einem Schielen niederschlägt.

Bei den *musischen Dyspraxien* sind die musisch-kreativen Pläne richtig aufgebaut, können aber vom sensomotorischen Teilsystem nicht richtig realisiert werden, weil
– im *Rezeptivanteil* der Sensomotorik die entsprechenden Ausführungspläne defekt oder nicht vollständig gespeichert sind (das Kind muss das Spielen eines Musikinstrumentes oder das Zeichnen immer wieder neu erlernen, weil es dies gleich wieder verlernt),
– der *Kreativanteil* die entsprechenden motorischen Realisierungspläne nicht richtig aufrufen oder kreativ neu schaffen kann,
– der *Expressivanteil* Schwierigkeiten mit Kinemen und Tonemen oder viel häufiger mit Kinemfolgen und Tonemmustern hat. Das Kind weiß, wie es eine Melodie auf dem Xylophon spielen sollte, schlägt aber ständig daneben.

Bei den *Emotionsdyspraxien* kann die Sensomotorik schwerpunktmäßig die emotional motivierten Willensmuster nicht korrekt in Mimik oder Gestik umsetzen, entweder rezeptiv, kreativ, expressiv oder gemischt nicht. Die Mimik sieht verzerrt oder abgeschwächt aus.

Spezielle Instinktdyspraxien sind nicht bekannt. Sie richten sich stets nach den generellen sensomotorischen Dyspraxien. Wohl aber zeigen die Instinkte selber Störungen bezüglich ihrer Intensität (Fresssucht, Magersucht, Abhängigkeit) und der Qualität (z.B. Essen von Ungenießbarem).

Rehabilitation

Weil vorab die kreative und die expressive Dyspraxie in eine generelle Dyspraxie einmünden (die rezeptive Dyspraxie lässt sich, wenn sich die betroffene Person darauf konzentriert, kreativ korrigieren), vereinfacht sich die Behandlung der Dyspraxie auf eine generelle Förderung der motorischen Geschicklichkeit und des motorischen Gedächtnisvermögens. Die erfahrene Therapeutin kann allerdings die Störungsschwerpunkte herausholen, so dass hier auf diese Schwerpunkte kurz eingegangen werden soll.

Bei der *rezeptiven Dyspraxie* muss das kinästhetische Körperschema wieder richtig aufgebaut werden. Es geht darum, sich verschiedener Körperstellungen und Schaukelbewegungen spielerisch bewusst zu werden. Das Kind soll sich in verschiedenen Stellungen und bei verschiedenen Bewegungen auf der Schaukel selbst milde schaukeln. Sobald ihm dies gelingt, macht es ihm Spaß. Es wählt jetzt von selbst weitere Gleichgewichtsspiele, wie z.B. das Trampolin.

Bei der *kreativen Dyspraxie* muss mit den allereinfachsten Bewegungsplänen begonnen werden, mit denen auch die Entwicklung angefangen hat. So bezüglich Lokomotion mit dem Robben und Krabbeln, bezüglich Haltung mit dem Kopfanheben aus der Bauchlage, mit dem Ellbogenstütz, Handstütz, Schrägsitz etc.

Bei der *konstruktiven Dyspraxie* (RK-Dyspraxie) werden all die einfachen, langsam sich steigernden Verhaltenselemente auf der Schaukel eingeübt. Bei Halbwüchsigen sind die Reittherapie, das Segeln und Surfen beliebt; es handelt sich um Therapiearten mit hohen Ansprüchen, aber auch guter Förderung der Motivation.

Bei der *expressiven Dyspraxie* müssen defekte Kineme und Toneme spielerisch eingeübt werden. Häufiger geht es um das Einüben der Koordination der Kineme untereinander, die mit der Schaukel, dem Trampolin, Dreiradfahren etc. gefördert wird. Hierbei ist es wichtig zu erkennen, welche Kineme und welche Kinemfolgen nicht stimmen.

Bei den *Sonderformen* kommen Sprachtherapie, Schreibtherapie sowie Übungen im Singen, Tanzen und des emotionalen Ausdrucks (vor dem Spiegel) zum Einsatz.

Zur *Förderung der Motivation* ist es günstig, Musikinstrumente sowie das Zeichnen und Malen in die Therapie einzubeziehen. Dadurch werden auch die musischen Teilsysteme angesprochen, die über die Globalintegration eng mit dem emotionalen Teilsystem vernetzt sind (viele gegenseitige Detektorneurone für die entsprechenden Muster im Globalsystem). Sehr wichtig ist auch die heitere Stimmung der Therapeutin (Empathie); auch muss darauf geachtet werden, das Kind nicht zu überfordern, weil jede Überforderung Abwehr mit Aktivierung von Hemmneuronen hervorruft.

Mentales Training. Bei Jugendlichen mit Dyspraxien ist es günstig, in der Phantasie zu üben. Der Kreativanteil baut dabei die gewünschten Muster auf und spielt sie in der Globalintegration durch, ohne sie für den Expressivanteil freizugeben.

Motorik erscheint selbstverständlich, muss aber geübt werden.

Zusammenfassung

Die Körpermotorik steuert die Bewegung des Körpers im Raum. Weil sich dieser Raum phylogenetisch mehrmals verändert hat, hat sich auch die Motorik ständig anpassen müssen und ist entsprechend komplizierter geworden. Über die Reflexmotorik entwickelte sich die Extrapyramidalmotorik mit Kleinhirn-modifikation und schließlich die dreiteilige kortikale Sensomotorik mit der Pyramidenbahn. Das Auftreten und Wieder-Verschwinden motorischer Möglichkeiten bilden Zeitmarken der Entwicklung. Die Störungen wiederum sind für die einzelnen Systeme charakteristisch und wirken sich bei der Entwicklung für die nächsthöhere Stufe negativ aus.

Summary

The motor system enables the body to move into the room. In terms of phylogeny this room changed several times, forcing the motor system to constantly adapt, thus getting more and more complicated. The extrapyramidal system developed from the early reflex activity , followed by the development of the cerebellum and, finally, the sensorimotor system with the pyramidal tract. The appearance and disappearance of motor abilities are time markers of development. Defects are characteristic for the particular system and have a negative influence on the development of the following, advanced stage.

Integration

Die Verbindung, die Brücke zwischen der Sensorik (mit dem Körper/Raum-Schema) und der Motorik bildet der Integrator (früher Assoziationskortex genannt). Mit seinen 70% aller rund 100 Milliarden Großhirnneurone ist der Integrator das weitaus größte Neuronensystem des Hirnes (über den Balken, über weitere Kommissuren und über das Mittelhirn zur Einheit verschmolzen), das nicht nur alles, was über die Sinne aufgenommen wird, zum Körper-im-Raum-Schema zusammenbaut (vernetzt), um darauf zu reagieren, sondern auch Eigenständiges, Neues hervorbringt, nämlich die geistigen Leistungen.

Spontaneität. Im Gegensatz zum Tier ist es dem Menschen erstmals vor rund 2 Millionen Jahren gelungen, die Ansprechbarkeitsschwelle einiger Integratorneurone bis auf Null abzusenken. Das bedeutet, nicht mehr nur auf den Anstoß seitens anderer Neurone, z.B. aus den Sinnen oder den Instinkten zu warten, sondern schon aktiv zu werden, bevor es zu solchen Anstößen kommt. Diese Neurone sind spontanaktiv geworden.

Selbstintegration. Da der Integrator auch das integriert, was er selbst, was er spontan hervorbringt, integriert er sich selbst. Das ist reflexives Tun. Der Integrator ist nicht mehr nur, wie Heidegger sagt, sondern der Integrator istet sich. Er ist geistig aktiv und damit kreativ. Diesen «Quantensprung» hat Schopenhauer Weltknoten genannt. In der griechischen Mythologie wird dieser Umstand so beschrieben, dass Prometheus den Göttern das Licht des Geistes stahl und es dem «Herrentier» Mensch brachte. Als die Götter das Geschehene bemerkten, bestraften sie Prometheus grausam, konnten aber die unerwünschte Verbindung von Geist und Materie nicht mehr rückgängig machen.

Gliederung. Der Integrator ist aufgebaut aus
– 1 Globalsystem
– 18 Teilsystemen.

Das Globalsystem

Globalleistungen. Das Globalsystem («integrating system» nach Sherrington) ist ein vernetzendes Neuronensystem, das sich in speziellen Neuronenschichten in der mehrschichtigen Hirnrinde über die ganze Großhirnrinde (Kortex) ausbreitet (Abb. 27) und am meisten Neurone präfrontal aufweist. Seine Bedeutung liegt in der Vernetzung, im Zusammenbauen, in der Globalintergra-

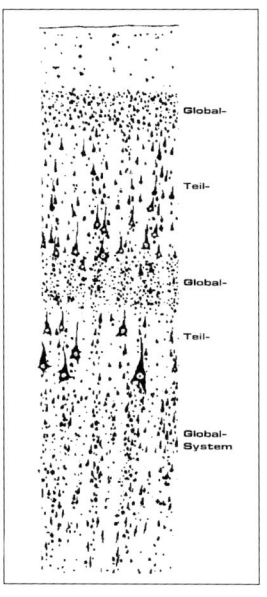

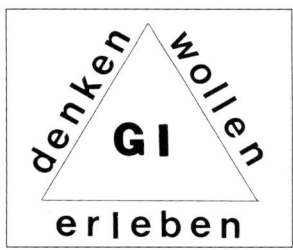

Abb. 27. Die verschiedenen Neuronenschichten in der Großhirnrinde (5 mm dick), örtliche für die Teilleistungen (mit größeren Neuronen) und die über den ganzen Cortex ausgebreiteten Schichten mit kleinen, dicht beieinanderliegenden Neuronen für die Globalleistungen.

Abb. 28. Die 3 Dimensionen der Globalintegration.

tion, und seine Eigenleistungen sind die geistigen Leistungen, die seit der Antike unter 3 Aspekten oder Leistungsdimensionen philosophisch abgehandelt werden, obwohl sie stets zusammen vorkommen (Abb. 28):

– Denken (pensatives Vermögen) mit Einfallsreichtum, Durchblick, Interessen, Kritikvermögen, Konzentration, Aufmerksamkeit, Erkennen und freiem Gedächtnisabruf,

– Erleben (sensitives Vermögen) mit Ergriffensein, Begeisterungsfähigkeit und Kreativität,

– Wollen (voluptives Vermögen) mit Regsamkeit, Initiative, Unternehmungslust, Zielausrichtung, Ausdauer, Durchsetzungsvermögen und Zuverlässigkeit.

Damit baut das Globalsystem die Vermögen der Seele auf, von der die Menschheit von jeher hofft, dass ihre positiven Leistungen nie mehr erlöschen werden.

Sonderspezialisierung. Im Areal einiger Teilsysteme (im sensomotorischen, im Sprach- und Schriftsystem sowie in den beiden musischen Systemen) hat das Globalsystem Neurone ausdifferenziert, die abgelegte Erlebnis- und Verhaltensmuster aus dem Erinnerungsdepot des angrenzenden rezeptiven Teilsystemanteiles aufrufen oder aber neue Pläne schaffen (kreieren). Diese besonders spezialisierten (semispezialisierten) Neurone des Globalsystems machen den Kreativanteil im entsprechenden Teilsystem aus, der mit dem Rezeptivanteil zusammen eine RK-Einheit bildet.

Globalsystemgedächtnis. So gewaltig die zusammengebauten Muster des Globalsystems sind (die Globalintegrate), so gewaltig sind auch die Engramme, die bis in die Teilsysteme hineinreichen. Die Engrammanteile im Teilsystem stellen hierbei Kodes dar, von denen aus die assoziierten Globalengramme aufgerufen werden können und umgekehrt. Im Sprachsystem zum Beispiel ist ein bestimmtes Wort und im Globalsystem sind die Gesamteindrücke mit den Begleitumständen gespeichert, die beim Hören dieses Wortes vorlagen, was als semantischer Gehalt bezeichnet wird. Das gegenseitige Aufrufen der Engramme erfolgt assoziativ (das Globalsystemengramm weckt das dazugehörige Teilsystemengramm und umgekehrt).

Zwischen den Wahrnehmungen und den geweckten Gedächtnisinhalten besteht eine Unterschiedsschwelle (Barriere). Fällt diese im Wachsein aus, kommt es zur Halluzination. Im Traum ist sie physiologischerweise aufgehoben.

Engrammiert wird nur solange, wie das Engrammierungsteilsystem mit Schwerpunkt im Hippokampus Signale ins Globalsystem und in die Teilsysteme abgibt, die den Vorgang des Engrammierens anregen und aufrecht erhalten. Dieses Teilsystem setzt im Ruheschlaf aus. Prompt wird physiologischerweise nichts engrammiert.

Wie alle Engramme unterliegen auch die Globalengramme dem Abbau, um neuen Engrammen Platz zu machen. Dadurch verändert sich der Gedächtnishintergrund ständig und lebenslang.

Die Teilsysteme

Als Ergänzung zum Globalsystem haben sich Teilsysteme (abgekürzt auch als Systeme bezeichnet, wenn intern betrachtet) entwickelt, die nur in einem bestimmten Hirnareal vorkommen und vom Globalsystem delegierte Teilaufgaben übernommen haben. Daher der Name Teilsystem. Entdeckt wurden sie schon im 19. Jahrhundert aufgrund ihrer Ausfälle bei Verletzungen, Tumoren oder Durchblutungsunterbrüchen. Hinzu kam ihr Nachweis im 20. Jahrhundert durch die örtliche Elektrostimulation (Fritsch und Hitzig, Förster, Penfield) und schließlich die Positronenemissionstomographie. Es handelt sich um

- 7 Wahrnehmungssysteme
- 3 verbale Kommunikationssysteme
- 2 nonverbale Kommunikationssysteme
- das sensomotorische System
- das Körper/Raum-Orientierungssystem
- die limbischen Systeme (emotionales, instinktives, retikuläres und Engram-mierungssystem).

Sie stehen mit dem Globalsystem entweder
- in Wechselbeziehung (Zweiwegsysteme) oder
- bringen ihm Informationen (afferente Einwegsysteme) oder
- übernehmen Informationen, um sie an andere Systeme weiterzugeben (effe-rente Einwegsysteme).

Zweiwegsysteme. Einige Teilsysteme kopieren Aktivitätsmuster aus dem Globalsystem und geben sie, nachdem sie sie weiter ausgebaut haben, an das Globalsystem zurück. Zu ihnen gehören das emotionale, das körper/raumorien-tierende, die 2 musischen und die 3 verbalen Kommunikationssysteme. Sie kopieren mit ihrer detektorartigen Ansprechbarkeit stets und zwingend die ihrer Ansprechbarkeit entsprechenden Anteile aus den Globalmustern, während umgekehrt das Globalsystem die Teilleistungen nicht zwingend, sondern nach Belieben (je nach Übernahmeschwelle) übernimmt. Das emotionale System z.B. reagiert stets auf eine schreckauslösende Wahrnehmung im Globalsystem (z.B. auf einen knurrenden Hund), doch kann das Globalsystem die Übernahme des Schreckmusters verweigern und Ruhe zeigen.

Einwegsysteme. Eine Gruppe von Teilsystemen gibt ihre bioelektrischen Aktivitätsmuster an das Globalsystem ab, ohne umgekehrt von ihm Muster zu übernehmen (afferente Einwegsysteme), während andere Teilsysteme nur Muster aus dem Globalsystem kopieren, ohne eigene Muster zurückzugeben (efferente Einwegsysteme). Zu ihnen gehören
- afferent das Instinktsystem, das Engrammierungssystem und die Wahrneh-mungssysteme,
- efferent der Expressivanteil der Sensomotorik und des Sprachsystems sowie das retikuläre Teilsystem für die vegetative Steuerung. Diese efferenten Ein-wegsysteme kopieren ausschließlich Globalmuster aus dem Globalsystem, um sie weiter verarbeitet den motorischen Systemen bzw. der vegetativen Steue-rung abzugeben. Die Rückmeldung über das weitere Geschehen erhält das Globalsystem erst wieder über die Sinnessysteme (Reafferenzen).

Gesetz der Wechselwirkung. Auf dem Zusammenspiel zwischen den Teil-leistungen und der Globalleistung basiert das Gesetz der Wechselwirkung, das zur Folge hat, dass sich das globalintegrative Aktivitätsmuster (das Globalmus-ter) in ständiger Abwandlung und Weiterstrukturierung in die Zeitachse hinein entwickelt. Für jedes einzelne Zweiwegsystem und afferente Einwegsystem gilt die Formel

$$GM = tm \times \left(1 - S_{+1/-x}\right) + R$$

GM = Globalmuster, tm = Muster im Teilsystem, R = übrige Muster im Globalsystem, $S_{+1/-x}$ = Schwellenbreite von 1 bis Null (Positivschwelle) und von Null bis −x (Negativschwelle = Aktivierung eines Teilsystems durch das Globalsystem zusätzlich zur offenen Schwelle, Abb. 29, wird auch als $S^{-1}x$ dargestellt).

Summenformel. Alle diese Teilsysteme zusammen, denen gegenüber das Globalsystem unterschiedliche Schwellen aufbaut, ergeben folgende Summenformel:

$$GM = \sum_0^{17} tm \times (1 - S_{+1/-x}) + SM^b$$

$\sum$ bedeutet das Summenzeichen für alle Teilsystemaktivitäten, die ins Globalsystem aufgenommen werden. $S_{+1/-x}$ steht für Positiv-/Negativschwelle. SM stellt die spontan aufgebauten Muster des Globalsystems dar und das kleine b gibt an, dass dieser Spontanmusteraufbau keine stabile Größe ist, sondern biologisch schwankt (z.B. bei Ermüdung). 17 = das Globalsystem tauscht nur mit 17 Teilsystemen Informationen aus. Das 18., das retikuläre Teilsystem, gibt nichts zurück.

Schwellenumkehr. Wird die Schwelle negativ (S_{-x}), bedeutet dies, dass nebst der maximalen Ansprechbarkeit überdies das Teilsystem durch das Globalsystem gefördert wird (z.B. durch besonders spezialisierte Globalneurone im angrenzenden akustisch-rezeptiven Sprachsystemanteil für den Aufruf von Wörtern). Je tiefer der negative Wert liegt (Schwellenbreite bei den verschiedenen Systemen verschieden, zumeist bis −1, am breitesten beim emotionalen), umso stärker ist die Förderung, während umgekehrt bei zunehmend positiver Schwelle bis maximal +1 die Übernahme des Teilmusters ins Globalsystem erschwert und bei +1 unmöglich ist.

Efferente Einwegsysteme. Das 18. Teilsystem (das retikuläre) ist ein rein efferentes System, das nichts an die Globalintegration zurückgibt (nur indirekt über die vegetativen Reafferenzen). Daher kann hier nicht von einer Wechselwirkung gesprochen werden. Die anderen zwei efferenten Einwegsysteme (Expressivanteil der Sensomotorik und der Sprache) gehören zu Zweiwegsystemen mit funktionell selbständigem Einweganteil. Alle 3 efferenten Einwegsysteme resp. Systemanteile kopieren ihre Muster in Miniaturform aus dem Globalsystem, um sie motorik- resp. vegetativgerecht umzubauen und an die motorischen resp. vegetativen Steuerungssysteme weiterzugeben.

Sonderstellung. Diese efferenten Einwegsysteme können auch der Motorik bzw. der vegetativen Steuerung zugeordnet werden, da sie sich gleichsam an das

---

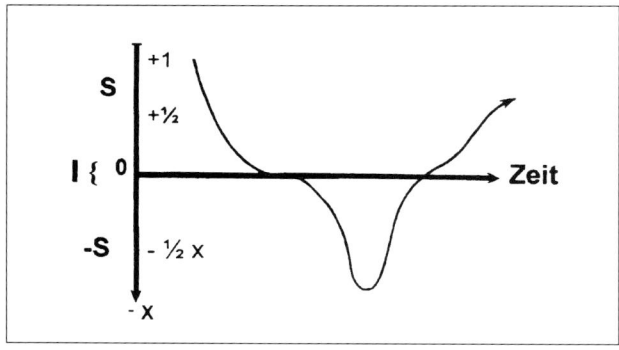

Abb. 29. Die Ansprechbarkeitsschwelle als Maß der Ansprechbarkeit des Globalsystems gegenüber einem Teilsystem (jedem Teilsystem gegenüber wieder anders). Schwelle 1 = maximale Höhe der Schwelle = keine Ansprechbarkeit. $^1/_2$ = auf die Hälfte reduzierte Ansprechbarkeit. 0 = Schwellenzusammenbruch = maximale Ansprechbarkeit des Globalsystems einem Teilsystem gegenüber. Ab jetzt Schwellenumkehr zur Förderung des Teilsystems bei offener Schwelle. $-^1/_2$ x = halbe Aktivierungsintensität (eine halbe Einheit, die bei offener Schwelle mit der Grundaktivität des Teilsystems zusammen ins Globalsystem kommt). $-x$ = maximale Aktivierungsintensität, die für die verschiedenen Systeme verschieden groß ist (im emotionalen z.B. große Skala, bei den Wahrnehmungssystemen kleine). I = die gesamte Intensität der Teilsystemaktivität.

Globalsystem angelagert haben, um aus ihm die erregenden (bahnenden) Aktivitätspläne herauszukopieren. Allerdings leiten sie nicht nur weiter, sondern arbeiten die übernommenen Ausführungspläne um, weshalb sie als dem Integrator angehörend betrachtet werden.

Zuordnung zu den Globalleistungen. Die 18 Teilsysteme (Abb. 30) mit ihren Teilleistungen sind den Globalleistungen zugeordnet, und zwar:

dem *Denken*
– die 7 Teilsysteme für das Wahrnehmen der 7 Sinne (Wahrnehmungssysteme, wurden auch schon als Merksubsysteme bezeichnet)
– das Teilsystem für Sprache
– Schrift
– Rechnen
– Körper/Raum-Orientierung
– Engrammierung

dem *Erleben*
– die 2 musischen Teilsysteme für Musik und Gestalten
– das emotionale Teilsystem

Integration

dem *Wollen*
– das sensomotorische Teilsystem
– das retikuläre Teilsystem
– das instinktive Teilsystem

Diese Teilsysteme (auch Subsysteme des Integrators genannt) bestehen aus speziellen Neuronenverbänden in anderer Zellschicht als das Globalsystem (Abb. 27, s. S. 74) und kommen nur in ganz bestimmten Hirnarealen vor. Sie haben Sonderaufgaben übernommen, sei es, um das Globalsystem über das Geschehen in der Körperinnenwelt oder in der Außenwelt zu informieren, sei es, um das Denken, Erleben und Wollen zu bereichern oder aber die Globalleistungen in die Außen- und Körperinnenwelt weiterzugeben.

Übernahmeschwelle. Die efferenten Einwegsysteme und die Zweiwegsysteme sprechen stets auf die Globalmusteranteile an, auf die sie programmiert sind, um sie verkleinernd zu kopieren. Die afferenten Einwegsysteme hingegen werden in ihrer Ansprechbarkeit den Sinnesanalysesystemen gegenüber vom Globalsystem gesteuert, da dieses die kreativen Freiheitsgrade hierfür hat. Das Globalsystem kann seine Interessen selbst festlegen: Es kann über das Wahrnehmungssystem sowohl je nach Interesse auswählen (Interessenschwelle) als auch sich auf die Einzelheiten in der Auslese konzentrieren (Konzentrationsschwelle). Beide Schwellen zusammen machen die Übernahmeschwelle aus. Entsprechend nehmen wir vieles, das uns nicht interessiert und worauf wir uns nicht konzentrieren, gar nicht erst wahr.

Die fraktale Darstellung der Teilleistungen. Die fraktale Geometrie kann die Fähigkeiten resp. Kompetenzen der Teilleistungen verblüffend gut wiedergeben (Abb. 31), indem die Repulsoren das Leistungsvermögen dieser Systeme als

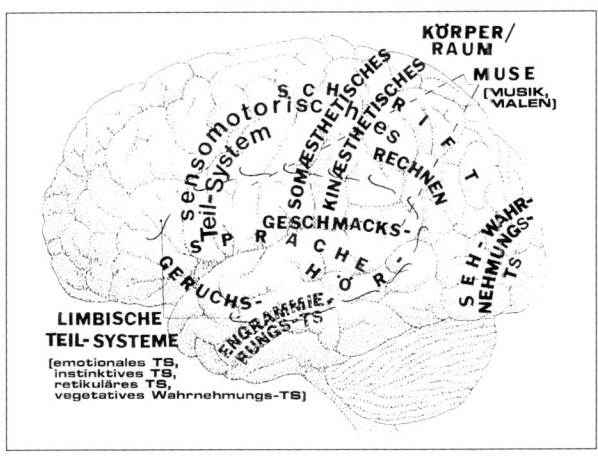

Abb. 30. Die 18 Teilsysteme (Subsysteme) des Integrators.

Leistungshügel darstellen, die über die Tiefe der Attraktoren hinausragen. Jedes Teilsystem ist ein Hügel, der sich je nach Veranlagung und Förderung höher oder weniger hoch aufbaut.

Die Wahrnehmungssysteme der einzelnen Sinne

Die Wahrnehmungsteilsysteme (abgekürzt Wahrnehmungssysteme genannt) bestehen aus Kombinatorneuronen, die aus der Fülle der analysierten Sinnesdaten (aus den Analysaten) das herausgreifen, was für das Globalsystem von Bedeutung ist (was das Globalsystem interessiert). Durch Übernahme dieser Wahrnehmungsmuster (Kombinate) ins Globalsystem (und nicht schon im Wahrnehmungssystem) werden sie als vereinfachte Außenwelt globalintegrativ wahrgenommen. Im weitesten Sinne geht die Sinnesleistung vom Rezeptor bis zum globalintegrativen Wahrnehmen hinauf. Vom Integrator aus gesehen, beginnt die Integration jedoch in der Auslese und im Zusammenbau zum Wahrnehmungsmuster.

Die 7 Wahrnehmungssysteme (Abb. 3, s. S. 17)
Es gibt
– 3 Wahrnehmungssysteme für das Raumschema (visuelles, akustisches, olfaktorisches)
– 3 Wahrnehmungssystemgruppen für das Körperschema (Somästhesie, Kinästhesie, Geschmack) mit dem je gekreuzt halbseitigen Wahrnehmungshomunkulus (Abb. 6, s. S. 24)
– 1 vegetatives Wahrnehmungssystem im limbischen Hirnanteil für das vegetative Schema (Herzklopfen, Atemnot, Übelkeit, Harn- und Stuhldrang, Sexualempfinden etc.).

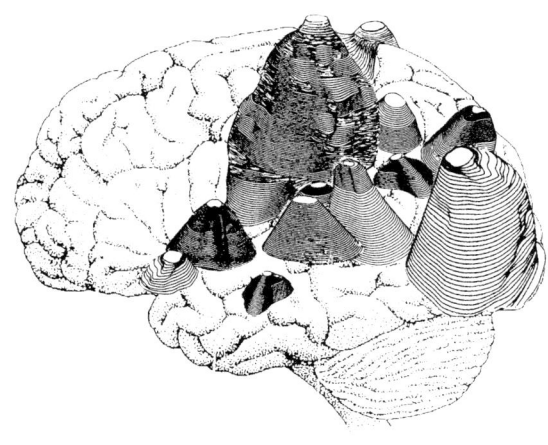

Abb. 31. Die fraktal-geometrische Darstellung der Teilleistungshügel entsprechend ihrem individuellen Leistungspotential.

Globalintegrativer Zusammenbau der Wahrnehmungsmuster. Sobald die Wahrnehmungsmuster ins Globalsystem übernommen worden sind, kommt es zu folgenden Leistungen:
– Die Wahrnehmungsmuster werden wahrgenommen.
– Das Wahrgenommene wird wiedererkannt, sofern geweckte Engramme von früheren gleichen Wahrnehmungsmustern aus dem Wahrnehmungssystem mitgeliefert worden sind (kognitive Leistung).
– Alle Sinneswahrnehmungen werden zusammengebaut (vernetzt), die Körperwahrnehmungen (Somästhesie, Kinästhesie, Geschmack) zum Körperschema, die Raumwahrnehmungen (Sehen, Hören, Riechen) zum Raumschema und beide Schemata zum Körper-im-Raum-Schema.
– Die Zweiwegsysteme sprechen auf die Wahrnehmungsmuster an, um sie z.B. emotional oder musisch zu bereichern. Dadurch wird die Vernetzung komplett.
– Da sich das Globalsystem überdies mit dem Wahrgenommenen geistig auseinander setzt, wird das Wahrgenommene zum sich selbst bewussten Ich als Körper im Raum, das alle Wahrnehmungen überdenken, erleben und wollen oder nicht wollen kann.

Das sensomotorische System (Abb. 21, s. S. 58)
Um die Willensakte (die voluptiven Muster des Globalsystems) in Verhalten umzuwandeln, wurde das sensomotorische System, beim Rechtshänder (88%) zentro-parietal links betont ausdifferenziert (schattenhaft zu etwa 15% auch rechts); von den 10% Linkshändern zeigen 7% eine spiegelbildliche, die restlichen 3% eine beidseitige Anlage mit Betonung links. 2% sind Beidhänder. Dieses System besteht aus 3 Anteilen:
– Der *Rezeptivanteil*, der für das Speichern aller je ausgeführten Verhaltenspläne zuständig ist. Beim Sich-Verhalten laufen ununterbrochen kinästhetische Reafferenzen aus der Propriozeption und dem Gleichgewichtssystem in die gekreuzt angelegten Wahrnehmungssystemhälften ein und werden im Globalsystem zur einheitlichen Verhaltenswahrnehmung des Körpers (zum Globalhomunkulus) verschmolzen. Dieser Globalhomunkulus wird jetzt vom sensomotorischen Rezeptivanteil verkleinert aus dem Globalsystem herauskopiert und als Verhaltensmuster (rezeptiver sensomotorischer Homunkulus, Abb. 22, s. S. 59) gespeichert.
– Der *Kreativanteil*, der als Globalsystemanteil dem Rezeptivanteil anliegt. Mit seinen besonders spezialisierten Neuronen ruft er aus dem Rezeptivanteil all jene Verhaltensmuster ins Globalsystem auf, die die globalintegrativen Willensmuster verwirklichen sollen. Finden sich keine passenden Muster von früheren Ausführungen her, bauen die besonders spezialisierten Globalneurone nachahmend oder experimentierend neue auf. Zusammen mit dem

Rezeptivanteil bildet der Kreativanteil eine rezeptiv-kreative Einheit (die sensomotorische RK-Einheit).

Im Globalsystem werden die aufgerufenen oder neu kreierten Muster als Verhaltenspläne mit dem visuellen Raumschema zusammengebaut und der momentanen Umweltsituation angepasst (antizipiert).

– Der *Expressivanteil*, der die antizipierten Verhaltenspläne (die antizipierten Homunkuli) verkleinernd aus dem Globalsystem herauskopiert. Dadurch entstehen die expressiven sensomotorischen Homunkuli (Abb. 24, s. S. 61), die motorikgerecht in einzelne Bewegungseinheiten (Kineme und nebeneinander Kinemmuster) und/oder in Haltungselemente (Toneme und Tonemmuster) aufgegliedert werden. Innerhalb der Zeitachse werden die Kineme und Kinemmuster als Kinemfolgen und Kinemmusterfolgen (z.B. als Geh-Akt), die Toneme aber nur als verharrende Tonemmuster (z.B. als Sitzhaltung) an das Extrapyramidalsystem und die Pyramidenbahnen der gleichen wie (über den Balken) der gegenüberliegenden Seite weitergegeben, um über die Muskulatur als dynamisches oder statisches Verhaltensmuster in Erscheinung zu treten.

Reafferenz-Efferenzkopievergleich. Der Kreativanteil als der Globalsystemanteil im sensomotorischen System «denkt» in Bewegungen, die der Expressivanteil in Einzelelemente aufgliedert, damit sie über die Muskulatur als Verhalten in Erscheinung treten. Dieses Verhalten wiederum wird in erster Linie von der Propriozeption und vom vestibulären System (zusammengefasst als kinästhetische Reafferenz) über das kinästhetische Wahrnehmungssystem zum Globalsystem zurückgemeldet und mit dem im Globalsystem noch vorhandenen antizipierten Bewegungsplan (Efferenzkopie) verglichen. Stimmen Reafferenz und Efferenzkopie überein, wird das Muster vom sensomotorischen Rezeptivanteil verkleinert aus dem Globalsystem herauskopiert und als Verhaltensmuster (rezeptiver sensomotorischer Homunkulus) abrufbereit gespeichert. Der Verhaltenskreis ist geschlossen. Andernfalls wird übend korrigiert, bis das Vorhaben und die Ausführung übereinstimmen.

Umherblicken, Mimik, Gestik, Schreiben und künstlerisches Schaffen. Ebenfalls sensomotorisch aufgebaut werden das Umherblicken (die Neurone hierfür liegen etwas weiter frontal), die Mimik, die Gestik, das Schreiben und das künstlerische Schaffen (Malen, Musizieren), indem der Kreativanteil des sensomotorischen Teilsystems entsprechende Bewegungsmuster aus dem Rezeptivanteil aufgreift oder neue schafft. Diese Muster werden wie jedes sensomotorische Geschehen als Verhaltenspläne der momentanen Situation angepasst (antizipiert), vom Expressivanteil verkleinert herauskopiert und kinematisch umgestaltet, um motorisch in Erscheinung treten zu können.

Für das Sprechen wurde für die an der Klangerzeugung beteiligte Muskulatur (Mund-, Rachen-, Kehlkopf-, Brustmuskulatur) über die Körpermotorik hinaus ein spezifischer sensomotorischer Anteil ausdifferenziert, der nur für die Sprechmotorik zuständig ist, aber auf das Intaktsein der übrigen Sensomotorik dieser Muskulatur (für das Essen, die Atmung etc.) angewiesen bleibt.

Das Sprachsystem (Abb. 35, s. S. 98)

Das Sprachsystem stellt wie alle Kommunikationssysteme ein Doppelsystem dar. Wesentlich verschieden sind die beiden Leistungen
- Sprache verstehen
- selber sprechen

Für das Sprachverständnis hat sich beim Rechtshänder streng linksseitig eine rezeptive Neuronenpopulation – der sprachakustische Rezeptivanteil – ausdifferenziert, der die über das akustische Wahrnehmungssystem doppelseitig ins Globalsystem eingelaufenen akustischen Sprachmuster aus dem Globalsystem herauskopiert und mit gleichartigen Wortengrammen im Gedächtnis ergänzt. An das Globalsystem zurückgegeben, werden diese ergänzten Muster in ihrer Bedeutung verstanden. Die Wortengramme sind die Kodes für den semantischen Gehalt im Globalsystem (für die geweckten, gleichzeitig entstandenen Engramme des Gesamteindrucks mit den Begleitumständen). Tauchen nie gehörte Wörter auf, werden sie hier ebenfalls gespeichert und beim nächsten Hören wiedererkannt.

Für das Sprechen hingegen wird Sensomotorik benötigt, wozu ein spezieller sensomotorischer Anteil für die Sprechmuskulatur weiterentwickelt worden ist. Sobald das Kind beginnt, die eigenen Lalllaute, bald auch Silben und ab dem ersten Lebensjahr Worte der Mutter nachzusprechen, kommen dabei nicht nur akustische, sondern auch propriozeptive Reafferenzen (aus der Propriozeption des Mund-Rachen-Kehlkopf-Brust-Raumes) ins Globalsystem zurück, die ersteren über das akustische Wahrnehmungssystem, die letzteren über das kinästhetische. Diese letzteren propriozeptiven Reafferenzen werden vom sprechsensomotorischen Rezeptivanteil aus dem Globalsystem kopiert und für die motorische Wiedergabe abrufbereit gespeichert (sensomotorischer Sprechhomunkulus). Beim Sprechen nun ruft zuerst
- der sprachakustische Kreativanteil (ein dem Rezeptivanteil anliegender Globalsystemanteil mit besonders spezialisierten Neuronen) die passenden, im sprachakustischen Rezeptivanteil gespeicherten Wortmuster für einen bestimmen Gedanken ins Globalsystem,
- der sprechsensomotorische Kreativanteil reagiert auf diese Wortpläne im Globalsystem, indem er die entsprechenden sensomotorischen Worthülsen aus dem sprechsensomotorischen Rezeptivanteil ins Globalsystem aufruft. Dort werden sie mit den sprachakustischen Mustern zu den Sprechplänen zusammengebaut. Es entstehen die akustisch-sensomotorischen Sprechpläne, die der momentanen Gegebenheit und dem momentanen Raumschema (laut,

leise, fragend) angepasst werden. Hinzu kommt eine musische Komponente für die Prosodie und zumeist auch eine emotionale, was alles zusammen die Antizipation der Sprechpläne ausmacht. Nun reagiert der viel weiter vorne, präzentral liegende Sprachexpressivanteil, indem er den antizipierten sensomotorischen Anteil der Sprechpläne verkleinernd aus dem Globalsystem herauskopiert (expressiver Sprechhomunkulus), um ihn in die Einzelelemente d.h. in die Phoneme aufzugliedern und an die extrapyramidalen und pyramidalen Motoneurone beider Hemisphären (für die andere Seite über den Balken) weiterzugeben, damit die Phoneme über die Mund-Rachen-Kehlkopf-Atem-Muskulatur hörbar erklingen.

Reafferenz-Efferenzkopie. Das Sprechen löst akustische Reafferenzen über das Ohr und propriozeptive in den Sprechorganen aus, die über die entsprechenden Wahrnehmungssysteme ins Globalsystem gelangen, zusammengebaut und mit dem noch kurz vorhandenen antizipierten Sprechplan (Efferenzkopie) verglichen werden. Stimmen sie nicht überein (z.B. Versprecher), wird korrigiert. Andernfalls werden der sprachakustische und der sprechsensomotorische Anteil in die entsprechenden beiden Sprachrezeptivanteile kopiert und abgelegt.

Das Sprachsystem besteht somit aus 2 rezeptiven und 2 kreativen Anteilen (resp. aus einer sprachakustischen und einer sprechsensomotorischen RK-Einheit) sowie aus einem Expressivanteil, sie alle sind beim Rechtshänder ab dem 12. Lebensjahr streng linksseitig ausgereift.

Das Schriftsystem (Abb. 35, s. S. 98)
Ähnlich wie die Sprache, die eine akustisch-verbale Kommunikationsform darstellt, ist die Schrift als die visuell-verbale Kommunikationsform organisiert.

Für das Lesen ist ein schriftvisueller Rezeptivanteil vorhanden, der gesehene Texte verkleinert aus dem Globalsystem kopiert und mit gleichen geweckten Erinnerungen zusammen ins Globalsystem zurückgibt, wo sie verstanden werden. Wiederum dienen die geweckten Wörter als weckende Kodes für den semantischen Gehalt im Gedächtnis des Globalsystems. Wir können lesen.

Für das Schreiben sind 2 verschiedene Kreativanteile zuständig.
– Der schriftvisuelle Kreativanteil ruft die gesuchten Worte und Wortfolgen im schriftvisuellen Rezeptivanteil auf, um sie ins Globalsystem zurückzuholen. Findet er keine, baut er neue aus Buchstaben auf, muss aber mit Hilfe des Wörterbuches die Richtigkeit der Schreibweise kontrollieren, um keine Fehler zu machen.
– Der Kreativanteil des weiter vorne liegenden sensomotorischen Systems der Körpermotorik (im Gegensatz zur Sprache ohne Sonderspezialisierung) greift nun die visuellen Wortfolgen aus dem Globalsystem auf, um im sensomotorischen Rezeptivanteil das gesuchte sensomotorische Schreibmuster ins Globalsystem zu holen. Dort werden diese Muster mit dem visuellen Wortmuster

zum Schriftplan zusammengebaut und der momentanen Situation angepasst (antizipiert). Der sensomotorische Anteil wird jetzt vom Expressivanteil aus dem Globalsystem verkleinert herauskopiert und in Einzelbuchstaben (Grapheme) aufgegliedert, um über die Extrapyramidalmotorik und die Pyramidenbahn als Schreiben von Hand, Schreiben mit Hilfe des PCs etc. ausgedrückt zu werden.

Reafferenz-Efferenzkopie. Durch das Schreiben entsteht eine visuell-sensomotorische Reafferenz, die mit dem kurz gespeicherten antizipierten Schreibplan (Efferenzkopie) im Globalsystem verglichen wird, damit bei Unstimmigkeit korrigiert werden kann. Andernfalls wird das übereinstimmende Schriftmuster in die entsprechenden zwei Rezeptivanteile des Schriftsystems kopiert und abgelegt.

Also besteht auch dieses System aus 2 RK-Einheiten (einer schriftvisuellen und einer sensomotorischen) sowie aus einem expressiven Anteil, die beim Rechtshänder ebenfalls linksseitig angelegt sind.

Das Rechensystem (Abb. 35, s. S. 98)
Für das Rechnen ist lediglich ein kreatives Teilsystem vorhanden. Die Zahlen, Zeichen und Buchstaben müssen vom Sprach- und Schriftsystem entlehnt werden. Dieses Entlehnen erfolgt über das Globalsystem, das über die entsprechenden Sprach- und Schrift-RK-Einheiten Zahlen, Zeichen und Buchstaben aufruft, mit denen das Rechensystem rechnet (subtrahiert, addiert, multipliziert, dividiert, Formeln errechnet etc.). Dieses Teilsystem besteht nur aus besonders spezialisierten Neuronen im Globalsystem (beim Rechtshänder parietal links) und kann als das phylogenetisch jüngste Kreativsystem angesprochen werden. Seine Resultate werden über die beiden verbalen Kommunkationssysteme mündlich oder schriftlich oder auf beide Arten ausgedrückt. Auch werden die Reafferenzen in den entsprechenden Rezeptivanteilen der beiden verbalen Kommunikationssysteme gespeichert. Dadurch können engrammierte Resultate wieder abgerufen werden, ohne dass bei derselben Aufgabe erneut gerechnet werden muss. Als phylogenetisch junges System liegt es der Entwicklung der Naturwissenschaften zugrunde und hat unser Weltbild revolutioniert.

Das System für die Körper/Raum-Orientierung (Abb. 32)
Nebst dem Körperschema über die Körpersinne (Hautsinne, Bindegewebs- und Gleichgewichtssinn, Geschmackssinn) und dem Raumschema über die Raumsinne (Sehen, Hören, Geruch), die beide globalintegrativ zusammengebaut werden, hat der Integrator ein Teilsystem ausdifferenziert, das speziell die Rauminformationen sowohl vom Körperschema wie vom Raumschema (im Besondern vom Sehschema) aus dem Globalsystem herauskopiert und aufeinander abgestimmt zusammenbaut. Damit wird die Raumkomponente verstärkt.

Auch lenkt dieses System die globalintegrative Aufmerksamkeit auf die Beziehung zwischen Körper und Raum. Da beim Rechtshänder die rechte Körperseite mehr kinästhetische Reafferenzen einbringt als die linke, wird die Körper/Raum-Orientierung für die rechte, dominante Seite mehr verstärkt als für die linke.

Entwicklung. Dieses Teilsystem entwickelt sich in den ersten 2 Lebensjahren, mit $1^1/_2$ Jahren bezüglich der Senkrechten (Vorliebe für den Turmbau), mit 2 bezüglich der Horizontalen und der Raumtiefe. Das Auseinanderhalten von links und rechts beim Schuhanziehen gelingt schon ab dem 3. Lebensjahr, das verbale Auseinanderhalten aber erst im Schulalter bei oft lebenslanger Fehleranfälligkeit.

Bedeutung. Ein solches Orientierungssystem hatte vorab im Baumleben eine lebenswichtige Bedeutung, weil schon ein kleiner Fehler zum tödlichen Absturz führen konnte. Beim Kind muss überdies die Körper/Raum-Korrelation dem Wachstum und beim Erwachsenen den Gewichtsschwankungen angepasst werden. Ferner fördert es das geometrische Denken. Dieses zeigt sich übrigens schon beim Kind im Vorschulalter, wenn es beim Fangen-Spielen die Fluchtwegkurven abschneidet. Der Hund hingegen rennt die Kurven des Verfolgten mit (Hundekurve).

Neglect. Wegen der geringeren Verstärkung der Körper/Raum-Beziehung für die linke Seite kommt es bei einer Störung dieses Teilsystems zuerst zur Vernachlässigung der linken Seite (linksseitiger Hemi-Neglect) und erst bei schwererer Störung zur generellen Körper/Raum-Dissoziation. Diese ist nicht zu verwechseln mit der Desorientierung wegen einer visuellen Agnosie.

Das Engrammierungssystem (Abb. 33)
Für das Umschreiben der Frischgedächtnisinhalte des Integrators in blei-

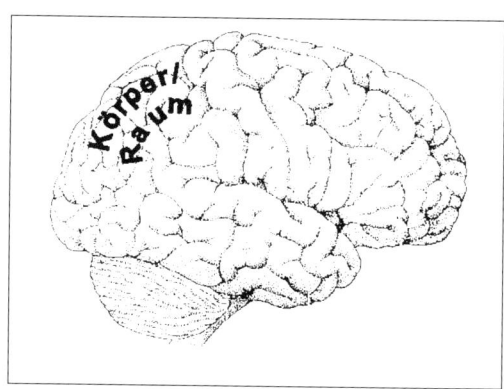

Abb. 32. Das Körper/Raum-Orientierungssystem beim Rechtshänder parietal rechts.

bende Erinnerungen finden sich Neurone temporo-basal im Hippokampusbe-
reich, aber auch in einigen Amygdalakernen, in den Corpora mamillaria und im
Meynert-Kern, die durch seltene isolierte Durchblutungsstörungen beidseits für
Minuten ausfallen können und dann jeweils erst nach 2 Stunden oder länger
wieder voll einsatzfähig sind. Alles, was man während dieser Zeit getan und
erlebt hat, wird nicht im Gedächtnis zurückbehalten. Aufgrund solcher Störungen ist man überhaupt auf dieses Engrammierungssystem aufmerksam geworden. Wie der Umbau in dauerhafte Engramme bewerkstelligt wird, ist allerdings
nicht bekannt. Das Ausfallen dieses Teilsystems brachte lediglich die Erkennt-
nis, dass der Integrator seine Frischengramme nur dann in dauerhafte Engramme umschreibt, wenn dieses kleine Teilsystem aktiv ist und seine Signale ins
Globalsystem und in alle Teilsysteme einspeist. Schläft es oder fällt es aus, wird
nichts mehr dauerhaft festgehalten.

Mit dem Gedächtnisabruf hat dieses Teilsystem nichts zu tun. Der freie
Abruf ist eine Globalleistung, dessen Ablauf unbekannt ist.

Die musischen Systeme (Abb. 39, s. S. 127)
Wie es beim Rechtshänder auf der linken Seite zwei verbale Kommunikationssysteme gibt (Sprache und Schrift), so gibt es, spiegelbildlich dazu auf der
rechten Seite betont, zwei nonverbale Kommunikationssysteme, und zwar ein
– akustisch-musisches (Musik) und ein
– visuell-musisches (Malerei, Bildhauerei, Architektur).

Diese beiden musischen Teilsysteme setzen sich wie die verbalen aus 2
Anteilen zusammen:
– *Rezeptiver* Anteil: Kopiert einprogrammierterweise aus dem Globalsystem
Gehörtes bzw. Gesehenes, um es musisch zu ergänzen, wodurch der Beitrag
dieses Zweiwegsystems das musische Erleben der Globalintegration vertieft und
spezifiziert. Wir erleben z.B. Musik oder ein Bild als großartig. Die Globalinte-

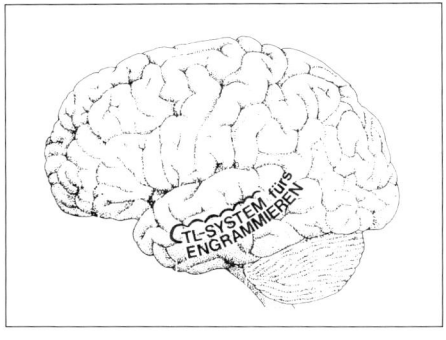

Abb. 33. Das Teilsystem für die En-
grammumschreibung auf Langzeit.

gration kann zwar auch Gerüche, Geschmack oder Motorik (Ballett) musisch erleben, hat aber dafür keine verstärkenden Teilleistungsneurone ausdifferenziert. Es handelt sich um rein globalintegrative Erlebnisse.

Sind Engramme von bereits früher musisch Erlebtem gleicher Art vorhanden, wird das betrachtete oder gehörte Werk wiedererkannt.

– *Kreativer* Anteil: Dieser semispezialiserte Globalsystemanteil im Teilsystem ruft musisch Erlebtes aus dem Rezeptivanteil wieder auf (reproduzieren), interpretiert es im Zusammenspiel mit dem Globalsystem oder aber kreiert, ebenfalls mit dem ganzen Globalsystem zusammen, eigenständig Neues (komponieren, Bilder kreieren).

Ausgedrückt wird das kreativ Reproduzierte oder kreativ neu Geschaffene (abgesehen vom Singen) von der Körpermotorik. Über den sensomotorischen Kreativanteil der sensomotorischen RK-Einheit sucht das Globalsystem im sensomotorischen Rezeptivanteil entsprechende motorische Muster, die es ins Globalsystem hineinnimmt. Findet der Kreativanteil keine solchen Muster, kreiert er neue. Im Globalsystem werden diese musisch-sensomotorischen Muster zum Schaffensplan zusammengebaut und der Situation (dem Raum, dem Musikinstrument, den Malutensilien etc.) angepasst (antizipiert). Dann kopiert der sensomotorische Expressivanteil die sensomotorische Struktur des antizipierten Schaffensplanes verkleinert aus dem Globalsystem und gliedert sie in Kinemfolgen und Toneme auf, die über die Extrapyramidalmotorik und die Pyramidenbahn in musisches Schaffen umgesetzt werden. In dieser Beziehung ist das Musizieren oder Malen ein musisch-kreativer, sensomotorisch-kreativer Akt, vernetzt über das Globalsystem. Beim Singen hingegen kommt statt der Körpermotorik das Sprachsystem zum Zug. Dieses baut bei der Antizipation des Sprechplanes die musikalisch-kreativen Muster mit ein, wodurch der Sprechplan zum Singplan wird und nach der expressiven Umarbeitung als Lied, Arie etc. erklingt. Selbst beim normalen Sprechen ist eine schwache musische Komponente in Form der Prosodie stets mit dabei.

Die musischen Teilsysteme gehören zu den «edelsten» Neuronenverbänden, denn sie «adeln» den Menschen.

Das emotionale System (Abb. 36 s. S. 116)

Im Altgroßhirn (limbischer Hirnanteil beider Hemisphären) liegt das ausgedehnteste Teilsystem, das für den Aufbau der Emotionen ausdifferenziert worden ist und auf angeborene wie erworbene Weise auf Wahrgenommenes und Erlebtes im Globalsystem reagiert, indem es diese Musteranteile kopiert, emotional ausbaut und wieder ans Globalsystem zurückgibt, d.h. die Globalintegration emotional gleichsam einfärbt. Daraus resultiert die Stimmung. Es kann sich um konträre Stimmungen handeln wie z.B. die Gegensatzpaare Freud/Leid, Liebe/Hass, Lust/Unlust, Behagen/Unbehagen, Zutrauen/Misstrauen, sich geborgen/sich verloren fühlen oder um vorwiegend unipolare wie vergnügt sein, Spaß haben, verliebt sein, Sehnsucht, Trauer, Angst und Verzweiflung. Für die Wut und die Aggression sind zusätzliche Neurone in der Amygdalakerngruppe hinzugekommen.

Emotionales Verhalten. Werden die emotionalen Muster in die Globalintegration übernommen und voluptiv ausgebaut, kommt es über das sensomotorische System zum entsprechenden emotionalen Verhalten, z.B. zum Freudensprung, «Weingesicht», Fäustchenmachen, Zunge-Herausstrecken etc.

Angst. Das emotionale Teilsystem ist das heikelste System, weil es beim Zusammenbruch als letztes, einfachstes Musteraufbauvermögen Angstmuster hervorbringen kann, die das Risiko zum Freitod in sich bergen. Das Weinen mit Faltengesicht bei der Geburt ist denn auch Ausdruck dieses ersten und einfachsten Angstmusters in der noch wenig differenzierten Form des Unbehagens, das über die Empathie miterlebt wird. Die Mutter beruhigt das Neugeborene mit Körperwärme und Körperkontakt, indem sie es an die Brust nimmt, so dass der Säugling den Herzschlag der Mutter spüren kann. Erst 6 Wochen später bringt der Säugling als erstes Freudenmuster das Lächeln allen Gesichtern gegenüber zustande, sofern die Gesichter – und an ihnen zunächst die Augen – von vorne gesehen werden. Aber dann folgt mit 4–8 Monaten das «Fremdeln» unbekannten Gesichtern gegenüber.

Motivation. Die emotionale Einfärbung des Globalsystems ist so stark, dass die Emotionen wesentlich mitbestimmen, was die Globalintegration will. Dadurch werden die Emotionen zu Motivationen. Motiviert ist, wer emotional mitmacht. Selbst das Denken wird emotional gefärbt: Freudendenken, Angstdenken, Hassdenken etc.

Beeinflussung der Zeitwahrnehmung. Das Hintereinander der einlaufenden Wahrnehmungen wird globalintegrativ als Zeitachse erlebt. Wiederum bestimmen die Emotionen wesentlich mit, wie diese Zeitachse erlebt wird. Ist das Globalerleben angstvoll eingefärbt, erscheint diese Zeitachse endlos lang, während Freude das Zeiterleben verkürzt. Freudvolle Stunden vergehen viel zu schnell.

Das instinktive System (Abb. 26, s. S. 66)

Nachdem sich aus den Zwischenneuronen der meidenden und gewinnenden Fremdreflexe im Hypothalamus und im limbischen Hirnanteil Instinktsysteme entwickelt haben, die ihre Muster nicht mehr direkt der Motorik und den vegetativen Steuerungssystemen übergeben können, hat sich ein instinktives Teilsystem im Altgroßhirn (limbischer Hirnanteil) entwickelt, das die verschiedenen Instinktmotivationen übernimmt und nach dem Gesetz der Hierarchie so zusammenbaut, dass es nicht zum Konflikt kommt (z.B. kein gleichzeitiges Essen und Fliehen). Damit die Instinkte motorisch verwirklicht werden, muss das Globalsystem die Instinktmuster übernehmen, was für den Willen bedeutet, dass er sich motivieren lassen muss. Wenn dies die Globalintegration tut, werden die instinktgeprägten Willensmuster resp. die Instinktbegehren über das sensomotorische System in Instinktverhalten umgesetzt. Bezüglich der 5 Meidinstinkte bedeutet dies Ausscheidungs-, Wärmeregulierungs-, Körperpflege-, Schmerzmeid- und Sicherungsverhalten, bezüglich der 3 Gewinninstinkte Ernährungs-, Sozial- und Sexualverhalten.

Die Entwicklung dieser Instinkte hat ihren Zeitplan. Sie beginnt mit dem Ernährungs- und Sicherungsinstinkt, ab der 6. Woche mit dem Sozialinstinkt, bringt in den ersten 3 Lebensjahren den Schmerzmeidinstinkt und die Ausscheidungsinstinkte, mit 5 den Körperwärme- und anlaufend den Körperpflegeinstinkt und zuletzt, in der Pubertät, den Sexinstinkt.

Das Globalsystem kann sich der Instinktmotivation verweigern, was ihm aber schwer fällt. Umgekehrt kann es z.B. im Theater Instinktverhalten mimen.

Das retikuläre System (Abb. 25, s. S. 65)

Als Gegenstück zum vegetativen Wahrnehmungssystem existiert ein vegetativ-efferentes retikuläres Teilsystem, das sowohl die Verhaltens- wie die Emotionsmuster im Globalsystem kopiert und bedarfsangepasst umbaut, um diese umgebauten Muster an die vegetativen und hormonellen Steuerungseinheiten weiterzugeben (z.B. zum Hypothalamus für die Ausschüttung des Prolaktins resp. des Mutterglückshormons im Hypophysenvorderlappen, sobald das Neugeborene oder der Säugling weint). Die vegetativen Steuerungseinheiten organisieren die Energie für das motorische Vorhaben und begleiten das emotionale Erleben im Sinne einer sichtbaren emotionalen Kommunikation (erröten, erblassen, tränen etc.). Auch verstärken die vegetativen Reafferenzen nach ihrer Übernahme ins Globalsystem und weiter ins emotionale Teilsystem das emotionale Erleben und verlegen aufgrund der Ortsinformationen das Erleben in die Herkunftsorgane, z.B. in die Brust beim verliebten Herzklopfen oder in den Bauch beim verängstigten Reagieren der Eingeweide.

Die Entwicklung der integrativen Fähigkeiten

Zeitmarken des Globalsystems. Die entscheidende Aufgabe des Globalsystems, die einlaufenden Aktivitäten aus den Wahrnehmungssystemen und dem instinktiven System zu vernetzen, beginnt lediglich ansatzweise schon vor der Geburt (Hören, Propriozeption aus dem Daumenlutschen), wohl aber in Bezug auf das Raumschema gleich nach der Geburt. Das geistige Aktivwerden hingegen zeigt sich erst später, bezüglich des Erlebens ab der 6. Woche (lächeln), bezüglich des Wollens ab dem 3. Monat (gezieltes Wollen) und bezüglich des Denkens gegen das Ende des 1. Lebensjahres (dahingehend, Gedanken in erste Worte umzusetzen). Im «großen» 1. Lebensjahr setzt das Kind Instrumentalverhalten ein (z.B. Essen mit dem Löffel), nachdem es im 9. Monat angefangen hat, die Umwelt krabbelnd zu explorieren. Mit $1^1/_2$ Jahren erkennt es das eigene Spiegelbild. Auch interessiert es sich nun für alles und fragt nach dem Warum (Beginn des kausalen Denkens), obwohl es noch in der magisch-archaischen Welt des Märchens lebt, die es erst im 5. Lebensjahr klar von der Wachwelt und vom Traum unterscheidet.

Zeitmarken der Teilsysteme. Schon vor der Geburt hat die Hörwahrnehmung zu vermehrtem Trommeln und über das retikuläre System zu einem rascheren Pulsschlag geführt. Auch induziert der sich entwickelnde Ernährungsinstinkt das Daumenlutschen, um gleich nach der Geburt die Nabelschnur durch das Stillen ersetzen zu können.

Mit der Geburt (Hirngewicht um 300 g) nehmen alle 7 Wahrnehmungssysteme ihre ersten Funktionen auf, nachdem die Rezeptoren schon im 5. Schwangerschaftsmonat angelegt worden sind und Signale abzugeben beginnen, die erst nach Ablauf eines weiteren Entwicklungsmonats über die noch nicht myelinisierten Bahnen (leiten bis 100 mal langsamer als nach der Myelinisierung) bis zum Wahrnehmungssystem gelangen. In Bezug auf sein Unterscheidungsvermögen am weitesten entwickelt ist der Geschmackssinn, der bereits in der Lage ist, Milchsorten zu unterscheiden. Dazu schafft das Engrammierungssystem die vorerst allerdings nur kurzlebige Grundlage für das Wiedererkennen.

Mit 6 Wochen bringt das emotionale System die ersten Freudenmuster hervor, die komplexer aufgebaut sind als die seit der Geburt gebildeten Angstmuster.

Mit 3 Monaten ist das sensomotorische System für die Augenmotorik (Umherblicken), für Instinktverhalten (seit der Geburt in erster Linie für Ernährungsverhalten) und die Handmotorik aktiv, während das Sich-Aufrichten auf die Ellbogen noch immer reflektorisch geschieht. Das Sprachsystem übernimmt jetzt die ersten limbischen Lalllaute, die mit 6 Monaten schon recht gut zu Silben abgewandelt werden können, aus denen bis zum 1. Lebensjahr die ersten Worte aufgebaut werden.

Mit 1 Jahr (Hirngewicht um 800 g) beginnt das Gehen auf 2 Beinen, während das Körper/Raum-Orientierungssystem die Beziehung zwischen Körper und Raum zu verstärken beginnt.

Mit 2 Jahren (Hirngewicht um 1100 g) gelingen die ersten Langzeitengramme.

Mit 3 Jahren (Hirngewicht um 1200 g) bringt das musisch gestaltende System ein kreiselndes Kritzeln zustande, während das musizierende rhythmisch und melodisch wird. Das Schriftsystem ermöglicht ab jetzt das erste Schreiben und Lesen von Buchstaben.

Mit 4 Jahren (Hirngewicht 1250 g) können erste kurze Worte gelesen werden. Auch ermöglicht das Rechensystem den Umgang mit Quantitäten. Damit ist das letzte Teilsystem aktiv geworden.

Ab jetzt nimmt das Hirngewicht nur noch langsam zu (bis zum 6. Lebensjahr auf 1300 g) und erreicht schon im 14. Lebensjahr das Erwachsenengewicht von etwa 1400 g. Das Gewicht nimmt trotz des weiteren Aussprossens der Neurite und Dendrite bis zum 20. Lebensjahr nicht mehr zu, weil gleichzeitig Neurone untergehen, die nicht mehr gebraucht werden.

Phylogenese. Der menschliche Integrator wurde vor 2 Mio. Jahren spontanaktiv und begann damit, sich selbst zu integrieren; das Erwachsenenhirn wog damals nur 700 g, was der Hälfte seines heutigen Gewichtes entspricht. Immerhin konnte der Urmensch bereits Werkzeuge einsetzen. Die Außenwelt wurde jedoch noch als eine archaische Welt erlebt und von Geistern, die es zu beschwören galt, bewohnt. Das änderte sich erst vor einigen tausend Jahren, als das Denken die Geister in den Himmel und in die Hölle verbannte (nach Obrist in der Spätarchaik).

Das logische, d.h. an der Umwelt orientierte Denken erreichte im Abendland um 500 v. Chr. einen ersten Höhepunkt in Griechenland, um nach einem Rückfall in die Spätarchaik erst in der Renaissance und in neuerer Zeit dank der mathematischen Glanzleistungen der Naturwissenschaften weit in den Bereich der Atome und des Weltalls vorzudringen.

Das Unbewusste

Vordergründig erleben wir uns bewusst und voller Wünsche. Hintergründig jedoch wird unser Denken, Handeln und Erleben nebst dem Erinnerungsschatz von einer Vielzahl unbewusster Integratoraktivitäten entscheidend mitbestimmt. Diese Aktivitäten sind nicht an die logischen Gesetze der Außenwelt gebunden. Sie sind vielmehr traumhaft assoziativ, ohne Ursache/Wirkung oder Gegensätzlichkeit, und bringen die Intuitionen hervor. Auch drückt sich das unbewusste Geschehen in Symbolen aus und spricht auf Symbole an. C.G. Jung fand, dass viele dieser Symbole für alle Menschen verständlich sind (z.B. das Herzsymbol) und schloss daraus auf ein kollektives Unbewusstes mit archetypischer Struktur.

Die integrativen Störungen

Entsprechend dem Aufbau des Integrators gibt es:
– Störungen des *Globalsystems,* das immer mitbetroffen ist, wenn irgendwo im Großhirn ein organischer Schaden entsteht, da sich dieses System über die ganze Hirnrinde erstreckt. Kleine Schäden wirken sich bei der Größe des Systems nicht aus. Bei größeren oder gar diffusen Schäden oder Entwick-

lungsrückständen jedoch sind die Kinder unaufmerksam, stumpf, teilnahmslos, langsam, leicht ermüdbar, einfallsarm, ablenkbar, kritiklos, denkschwach und haben ein gestörtes Erinnerungsvermögen und keine Ausdauer. Sie können sich nicht konzentrieren, sind zerfahren, nur kurz begeisterungsfähig und in ihrer Aufnahmefähigkeit verlangsamt. Man spricht vom POS (psychische Störungen durch organische Neuronenschäden). POS ist irreversibel bei Neuronenverlusten, aber oft reversibel bei Leistungsausfällen aufgrund eines Ödems, einer Vergiftung, eines Entwicklungsrückstandes oder von Blockierungen, wenn Hemmneurone, z.B. bei Depression wegen Misshandlung oder beim Autismus, die bahnenden Neurone abblocken.

– Störungen der *Teilsysteme* (Abb. 34) führen bei gestörter oder verzögerter Entwicklung des Wahrnehmungssystemgedächtnisses zur Dysgnosie, der Sensomotorik zur Dyspraxie, der Sprache zur Dysphasie, der Schrift zur Dyslexie und Dysgraphie, des Rechnens zur Dyskalkulie, der Körper/Raum-Orientierung zum Hemi-Neglect, des Engrammierungssystems zur Merkschwäche, der musischen Systeme zur Dysmusie, der Emotionalität zur Dysphorie und Labilität bis hin zur Depression, des instinktiven Systems zu Verhaltensstörungen und des retikulären Systems zu den vegetativen Dystonien. Es handelt sich hier um Teilleistungsschwächen, die isoliert vorhanden sein können oder aber mit einer Störung des Globalsystems zusammengehen. Die Summe der Teilleistungsschwächen macht allerdings kein POS aus. Auch wenn alle Teilsysteme ausgefallen sind, kann das Globalsystem noch immer denken, erleben und wollen. Aber es kann sein geistiges Tun nicht mehr ausdrücken. Ohne Teilsysteme ist das Globalsystem in sich selbst gefangen.

Als Hauptursachen der Störungen gelten:
– organische Schäden, die zumeist schon vor der Geburt entstehen
– Fehlansprechbarkeiten in der Wechselbeziehung zwischen dem Globalsystem

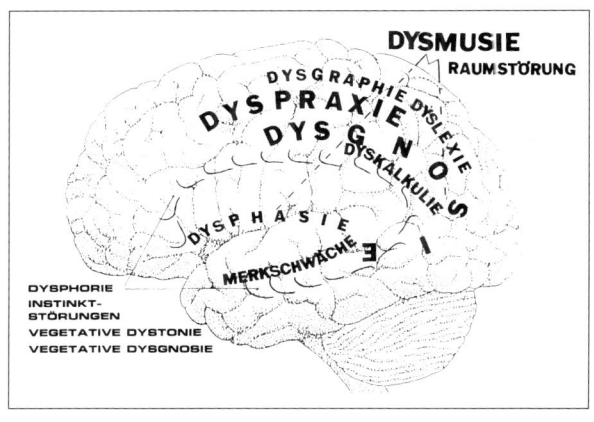

Abb. 34. Geographie der Teilleistungsstörungen.

und den Teilsystemen (Psychopathien)
- zu viel Bahnung (Erethismus)
- zu viel Hemmung (Autismus)
- ungünstige Umwelteinwirkungen (Neurosen und Psychosomatosen)
- schwache Veranlagung und Entwicklungsrückstand.

Rehabilitation

Teilleistungen. Für die Rehabilitation der Teilleistungen haben sich verschiedene Spezialgebiete entwickelt:
- für die *Wahrnehmungsstörungen* die Wahrnehmungstherapien, z.b. die sensorische Integration, die Hörschulung, Sehschulung etc.
- für die *motorischen Störungen* die Heilgymnastik mit ihren verschiedenen Weiterentwicklungen, ferner die Vojta- und die Bobath-Methode, Ergotherapie, sensorische Integration etc.
- für die *Sprachstörungen* die Sprachtherapie, für das Lesen und Schreiben die Legasthenietherapie (zusammen mit Sprach- und Geschicklichkeitstherapie), für das Rechnen die Rechentherapie
- für das *Engrammierungssystem* die Gedächtnistrainings-Programme, wie sie z.B. die Neuropsychologen anwenden (das älteste stammt von Pythagoras 550 v.Chr., der sich jeden Morgen den Tag zuvor nochmals durch den Kopf gehen ließ), und auch die Memory-Spiele
- für die *Körper/Raum-Orientierung* die sensorische Integration
- für die *musischen Systeme* die Kunsttherapie (Musik, Gestalten)
- für die *Emotionalität* vor allem die Zuwendung, ferner Kunsttherapie (Malen, Musik), Verhaltenstherapie, Psychotherapie
- für die *Instinktstörungen* die Verhaltenstherapie, das Autogene Training, Kunsttherapien, Ergotherapie.
Globalintegration. Weil die Teilsysteme mit dem Globalsystem zusammen den Integrator ausmachen und entsprechend eng mit dem Globalsystem vernetzt sind, fördert jede Teilleistungstherapie auf ihre Weise auch die Globalintegration. Allerdings ist es günstig, wenn die Globalintegration durch spezielles Fordern gefördert wird; das Denkvermögen z.B. mit Denkaufgaben (Kreuzworträtsel, Schachspiel), der Wille mit Sport (unter Einbezug des Gleichgewichtes beim Radfahren, Schwimmen, Segeln, Surfen, Reiten) und das Erlebnisvermögen mit Kunsttherapie, Hintergrundmusik, Duftnote (Aromatherapie), Tanz und positiver Stimmung der Therapeutin bzw. des Therapeuten.
Bei neurotischen Fehlentwicklungen kommen Gesprächstherapie, Psychoanalyse, Autogenes Training mit positivem Tagträumen, Verhaltenstherapie etc. zum Einsatz.

Motivation. Weil die Motivation aus der Emotion entspringt und ohne sie keine Rehabilitation möglich ist, muss die Motivation stets mitgefördert werden. Das Kind zeigt eine ausgesprochen starke Motivation zum Spielen. Also wird die Rehabilitation spielerisch und je nach Ermüdbarkeit des Kindes abwechslungsreich gestaltet. Der Therapieraum soll einladend aussehen, bereichert mit einer Duftnote von Blumen oder Bäumen und mit Musikinstrumenten, auf die immer wieder ausgewichen werden kann, um das Kind zu faszinieren.

Rehabilitation ist nicht nur technisches Können, Rehabilitation ist vorwiegend eine Kunst, an der sich die Eltern beteiligen müssen.

Zusammenfassung

Das größte Neuronensystem hat integrative Funktion und heißt daher Integrator. Er besteht einerseits aus dem vernetzenden Globalsystem, das dank spontanaktiver Neurone geistig aktiv ist, und andererseits aus 18 Teilsystemen, die nach dem Gesetz der Wechselwirkung stets mit dem Globalsystem in einseitiger oder wechselseitiger Beziehung stehen. Jede der drei Globalleistungsdimensionen hat schwerpunktmäßig ihre Teilsysteme. Die Störungen sind für die Teilleistungen örtlich umschrieben, für die Globalleistungen aber abhängig von der Anzahl ausgefallener Globalneurone irgendwo im Globalsystem.

Summary

The largest neuronal system has an integrative function and is therefore named integrator. Due to spontaneously active neurons the integrator creates as global system thinking, experience and will, on the other hand via the 18 partial systems the partial patterns (e.g. language, perception, emotion), which interact with the global integration according to the law of reciprocal and one-way action. Each of the three global functions has its partial systems, e.g. the global function 'will' uses its partial system 'sensorimotor system' to transform will into movement. Disturbances of the partial system have local impact, whereas disturbances of the global system depend on the loss of neurons in the global system.

Kommunikation

Die Kommunikationsentstehung

Schon die Tiere kommunizieren untereinander über die Lautgebung und über den mimischen und gestischen Ausdruck. Dabei handelt es sich allerdings nicht um Sprache, sondern um instinktgesteuerte Stimmungen, z.B. Angst, Flucht- oder Kampfbereitschaft, Brunststimmung etc. Beim Menschen hingegen sind mit der Entwicklung des Neuhirnes und seines geistigen Leistungsvermögens zwei verbale und zwei nonverbale Kommunikationsmöglichkeiten hinzugekommen, so dass 5 Kommunikationssysteme zur Verfügung stehen:
limbische Lautäußerung, Mimik und Gestik
verbale Kommunikation:
– akustisch-verbale Kommunikation (Sprache)
– visuell-verbale Kommunikation (Schrift)
nonverbale Kommunikation:
– akustisch-musische Kommunikation (Musik)
– visuell-musische Kommunikation (Zeichnen, Malen).

Die *limbische Lautäußerung* stammt aus dem emotionalen System und aus den Instinkten, die wir mit den Tieren gemeinsam haben. Diese Lautäußerung hat sich in den letzten 2 Mio. Jahren kaum weiterentwickelt. Wohl aber wurde die ursprüngliche limbische Mimik und Gestik mit Zunahme des geistigen Leistungsvermögens verfeinert und zur mimischen und gestischen Sprache erweitert.

Die Sprache. Vor etwa 2 Mio. Jahren begannen die Urmenschen *(Homo habilis)*, sich verbal zu verständigen. Zum Vergleich sei angeführt, dass ein Kind schon mit 1 Jahr erste Wörter spricht und zu diesem Zeitpunkt bereits das Hirngewicht der Urmenschen vor 2 Mio. Jahren (etwa 700–800 g) erreicht hat. Der geistig aktiv gewordene Integrator begann, sein langsam zunehmendes Denkvermögen in Worte zu fassen. Um dies tun zu können, hat sich mittlerweile ein gewaltiges Neuronensystem entwickelt, das allein für die Muttersprache über 100 000 Wörter aufnehmen und überdies Fremdsprachen dazulernen kann.

Die Schrift. Sehr viel später, erst vor einigen tausend Jahren, kam zur Sprachentwicklung die Entwicklung der schriftlichen Verständigung hinzu, die die gleichen Leistungen wie die Sprache erbringen kann, aber viel dauerhafter und verbindlicher ist.

Die Entwicklung der *musischen Fähigkeiten* reicht viel weiter zurück als die des schriftlichen Kommunikationsvermögens. Allerdings sind die ältesten Malereien nicht über 35 000 Jahre alt. Doch schon beim Herstellen von Werkzeugen vor ungefähr 2 Mio. Jahren (Faustkeile, Schaber) zeichnete sich ein Sinn für Ästhetik ab, der dann vor 35 000 Jahren durch das visuell-musische Teilsystem weiter ausgebaut wurde.

Die limbische Lautäußerung, Mimik und Gestik

Die *limbische Lautäußerung* ist die älteste akustische Kommunikationsform, die instinktinduzierte Stimmungen zum Ausdruck bringt. Diese Instinkte (Abb. 26, s. S. 66) haben ihre Neurone vor allem im Hypothalamus und im limbischen Hirnanteil bzw. Altgroßhirn und geben ihre Aktivitätsmuster über das instinktive System an das Globalsystem weiter, von wo sie, zusätzlich vom emotionalen System bereichert, nicht über das Sprachsystem, sondern über das sensomotorische System der Körpermotorik ausgedrückt werden. Die Instinkte sind aus den Zwischenneuronen der Fremdreflexe entstanden und, analog den Fremdreflexen, in Gewinn- und Meidinstinkte unterteilbar, die alle ihre spezifischen Laute hervorbringen: z.B. den Angstschrei des Sicherungsinstinktes, der auch hinter dem ersten Schreien mit dem typischen Faltengesicht steckt, oder das Schreien und Stöhnen des Schmerzmeidinstinktes. Ein Beispiel für die Gewinninstinkte ist das langgezogene Mmm, wenn das Kind Schokolade sieht. Auslöser ist der Ernährungsinstinkt, der auch Schmatzen hervorruft. Der Sozialinstinkt wiederum führt zu vielen Lautäußerungen, vom Sich-Räuspern über das langgezogene Äää als Aufforderung zum Warten, den Wutschrei und das Lachen bis zum Weinen als Hilfeappell. Typisch für den Sexinstinkt schließlich ist das Sexstöhnen. Zumeist kommen begleitend instinktive Mimik und Gestik sowie vegetative Reaktionen (Hautfarbe, Puls, Atemtiefe etc.) hinzu.

Mimik und Gestik sind die ältesten motorischen Kommunikationsformen, die auch beim Sprechen gerne miteinbezogen werden und damit den Stellenwert des Gesagten unterstreichen. Sie sind ebenfalls Stimmungsanzeiger, wie die geballte Faust, der angehobene Zeigefinger, die herausgestreckte Zunge, das Weingesicht oder das Lachgesicht mit globalintegrativ äußerst feinen Nuancierungen vom diskret verschmitzten Lächeln bis hin zum schallenden Lachen oder aggressiven Auslachen. Sie können aber auch ausschließlich vom Globalsystem aufgebaut werden, ohne dass sich das instinktive System beteiligt, z.B. beim Heranwinken, In-eine-Richtung-Zeigen, Auf-die-Unterlippe-Beißen etc.

Gebärdensprache. Globalintegrativ wurde für taubstumme Kinder eine Gebärdensprache entwickelt, die nicht limbisch entstanden ist, sondern eine Globalsystemgestik darstellt und gelernt werden muss. Die Nuancen der Lautsprache erreicht sie nicht. Auch bleiben, wenn nur sie benutzt und keine Laut-sprache hinzugelernt wird, mehrere Milliarden Sprachneurone ungenutzt; die Erfahrung zeigt, dass Kinder beim Lernen der Gebärdensprache die müh-samere Lautsprache vernachlässigen. Dadurch isolieren sie sich akustisch. Es ist daher begrüßenswert, dass mit den modernen akustischen Kompensationsmög-lichkeiten (z.B. Cochlear Implant) das Erlernen der Lautsprache wesentlich erleichtert und verbessert wird.

Vegetative Kommunikation. Selbst die Beteiligung des vegetativen Nerven-systems über das retikuläre System stellt z.B. als Erröten oder Erbleichen eine limbisch induzierte Kommunikation dar.

Das Lallen s. S. 108.

Die verbale Kommunikation

Das Sprachsystem

Das Sprachsystem des Menschen als Teilsystem des Integrators liegt beim Rechtshänder (88%) streng einseitig links fronto-temporo-parietal, bei den 2% Beidhändern beidseits und bei den 10% Linkshändern zu 7% links, 1,5% rechts und 1,5% beidseits. Es besteht aus 2 Systemen, die die folgenden 3 Anteile (Abb. 35) aufbauen:
- Rezeptiver Anteil, ein Doppelanteil, der sowohl sprachakustische wie sprech-sensomotorische Muster aufnimmt.
- Kreativer Anteil, ein globalintegrativer Doppelanteil, der mit seinen semi-spezialisierten Neuronen für die Gedanken akustische und sensomotorische Wortmuster aufruft oder nachahmend Wortpläne schafft. Aufgrund dieses Aufrufens im Rezeptivanteil stellt er mit dem Rezeptivanteil zusammen eine rezeptiv-kreative resp. RK-Spracheinheit dar.
- Expressiver Anteil, ein einfacher Anteil, der die antizipierten sensomotori-schen Wort- und Satzpläne in Einzelphoneme resp. Artikuleme aufgliedert und ausdrückt.

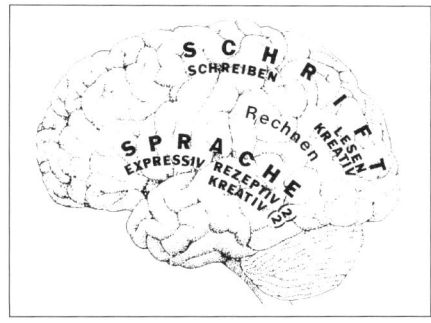

Abb. 35. Die verbalen Kommunikations-systeme (Sprache, Schrift).

Für die 2 wesentlich verschiedenen Leistungen «Sprache verstehen» und «selber sprechen» sind folgende Sprachsystemanteile zuständig:

1. für das Verstehen der sprachakustische Rezeptivanteil,
2. für das Selbersprechen der sprachakustische Kreativanteil (des sprachakustischen Systems resp. der sprachakustischen RK-Einheit) und das sprechsensomotorische System.

Für das Verstehen kopiert der akustische Rezeptivanteil im Sprachsystem alle über das akustische Wahrnehmungssystem ins Globalsystem eingelaufenen Worte und Wortfolgen aus dem Globalsystem heraus. Diese wecken bereits früher aufgenommene gleiche Worte und Sätze, die hier abgelegt sind, um sie mit den neuen zusammen ans Globalsystem zurückzugeben. Im Globalsystem wecken diese reaktivierten Engramme assoziativ die gleichzeitig ins Globalsystem eingelaufenen und erinnerten Gesamteindrücke aus allen Sinnessystemen mit den Begleitumständen und den entsprechenden Gedanken, wodurch die Worte und Sätze wiedererkannt und verstanden werden. Die geweckten Worte im sprachakustischen Rezeptivanteil sind die Kodes, die den dazugehörigen Inhalt im Globalsystem (den semantischen Gehalt) wecken. Das Kind kann jetzt verstehen, was die Mutter sagt, und darüber nachdenken. Diese Globalengrammzuordnung (Semantik) an die Wortpläne in diesem Systemanteil wird lebenslang verfeinert und mit der Entwicklung der Sprache verändert.

Auch werden alle in den sprachakustischen Rezeptivanteil hineinkopierten Wörter abgelegt (Wortdepot). Überraschend hierbei ist, dass gegensätzliche Wortpaare wie hoch-tief, alt-jung etc. in Beziehung zueinander abgelegt sind, so dass beide abgrenzend geweckt werden. Dies birgt allerdings die Gefahr in sich, dass plötzlich das verkehrte Wort dominiert (Versprecher).

Für das Selbersprechen muss die Sprechmuskulatur sensomotorisch in Aktion versetzt werden. Dazu ist ein eigenes sprechsensomotorisches System über das sensomotorische System der Körpermotorik (zunächst über den oro-fazialen Anteil) hinaus ausdifferenziert worden, das aber auf eine intakte Körpermotorik (im Besonderen für die oro-faziale Muskulatur) angewiesen ist. Sobald der Säugling mit 3 Monaten zu lallen anfängt, nimmt er die Propriozeption aus dem Mund-Rachen-Kehlkopf-Brustraum als Reafferenz ins kinästhetische Wahrnehmungssystem und weiter ins Globalsystem, von wo diese Lallmuster in den sensomotorischen Rezeptivanteil des Sprachsystems kopiert werden. Dieser Rezeptivanteil differenziert sich ab jetzt zunehmend über das sensomotorische System hinaus zum sprechsensomotorischen System.

Gleichzeitig mit der propriozeptiven Reafferenz ist die akustische Reafferenz über das Ohr und weiter über das akustische Wahrnehmungssystem ins Globalsystem eingelaufen und wird im gleichen Areal postzentral, aber nicht in der gleichen Zellschicht vom sprachakustischen Rezeptivanteil aus dem Globalsystem kopiert. Ab jetzt kann das Kind diese gespeicherten Lalllaute, später Silben, Worte und Wortfolgen nach Belieben mit seinem sprachakustischen Kreativanteil aufrufen und abwandeln.

Beim Selbersprechen folgen aufeinander:

1. der *sprachakustische Kreativanteil* (die sprachakustische RK-Einheit), der die akustischen Wortengramme (die akustischen Worthülsen), die die mitzuteilenden Gedanken in Worte fassen sollen, auswählend ins Globalsystem hinein bringt.

2. der s*prechsensomotorische Kreativanteil* (die sprechsensomotorische RK-Einheit), der die passenden sprechsensomotorischen Worthülsen ins Globalsystem hineinbringt, wo sie mit den akustischen zu den akustisch-sensomotorischen Wortplänen zusammengebaut werden. Diese Wortpläne stellen die innere Sprache dar. Sie werden nun der momentanen Situation (fragend, fordernd, betonend, flüsternd etc.) im Sinne der Antizipation angepasst, woran sich auch die Raumwahrnehmung, die emotionale Einfärbung des Global-systems durch das emotionale Teilsystem und ein akustisch-musisches Muster beteiligen, das vom Kreativanteil des musischen Systems in der anderen Hirnhälfte aufgerufen oder neu kreiert wird und für die Sprachmelodik (Prosodie) verantwortlich ist. Je vorherrschender diese Prosodiekomponente aufgebaut wird, um so mehr geht die Melodik der Sprache in ein Singen über.

Findet der sprechsensomotorische Kreativanteil keine passenden Worthülsen im Rezeptivanteil zu einem gehörten, aber noch nie ausgesprochenen Wort, kreiert er nachahmend und probierend eine neue sensomotorische Worthülse dazu.

3. Erst jetzt kommt präzentral der *Expressivanteil* zum Zug, der zum Spezialisten für die Sprechmotorik innerhalb der Sensomotorik geworden ist. Er kopiert stark verkleinernd den antizipierten sensomotorischen Anteil der Sprechpläne aus dem Globalsystem, um sie in Einzelelemente (Phoneme oder auch Artikuleme genannt) aufzugliedern und an das extrapyramidale und pyramidale System der Motorik beider Hirnhälften weiterzuleiten, damit sie über den 7., 9., 10. und 12. Hirnnerven sowie die Brustnerven in die Sprechmuskulatur gelangen und die Lauterzeugung induzieren.

Sprechkorrektur. Der antizipierte Sprechplan bleibt nach dem Kopiertwerden noch für einige Sekunden im Globalsystem und wird als Efferenzkopie bezeichnet. Diese wird, sobald das Gesprochene als akustische und propriozeptive Reafferenz zurückkommt, mit den beiden Reafferenzteilen verglichen. Stimmen Efferenzkopie und Reafferenz überein, wird die Reafferenz in die entsprechenden Rezeptivanteile des Sprachsystems kopiert und dort gespeichert. Andernfalls wird korrigiert.

Mathematisch stellen sich die abgelegten Anteile der akustisch-sensomotorischen Sprachreafferenz (ASM) so dar:

ASM = a + sm + r

Dabei entspricht a der verkleinerten Kopie im sprachakustischen Rezeptivanteil, sm der verkleinerten Kopie im sprechsensomotorischen Rezeptivanteil und r allen anderen abgelegten Anteilen, z.B. im musischen und emotionalen System.

Werden die Worte anderer gehört, fällt der sensomotorische Teil weg. Es bleibt nur der akustische Teil:

A = a

Beim Aufbau des Sprechvorgangs sucht das Globalsystem über die sprachakustische und sprechsensomotorische RK-Einheit nach sprachakustischen und sprechsensomotorischen Worthülsen, die hintereinander ins Globalsystem gelangen und zum Sprechplan im Globalsystem zusammengebaut werden. Dieser Plan wird mit anderen Teilsystembeiträgen bereichert (antizipiert). Die Formel hierfür lautet:

$$SP = a \times (1 - S_{-x}) + sm \times (1 - S_{-x}) + r$$

SP = Sprechplan, a = aufgerufenes akustisches Sprachmuster, sm = aufgerufenes sensomotorisches Sprechmuster, r = alle übrigen beteiligten Teilmuster wie beispielsweise das musische, S_{-x} = Negativschwelle des Globalsystems in diesem Fall gegenüber dem akustischen und sensomotorischen Sprachsystemanteil = Aktivierung der gesuchten Wörter (nebst maximal offener Schwelle, siehe Abb. 29, s. S. 78). Wird nicht alles gesagt, was aufgerufen wurde, ist die Aktivierung für den sensomotorischen Anteil geringer (z.B. nur $-{}^1\!/_{2x}$) als für den akustischen.

Diese Formel gilt auch für das Schreiben und das musische Sich-Ausdrücken.

Im Expressivanteil hingegen ist der kopierte antizipierte Sprechplan ein rein sensomotorischer Sprechplan (smsp), der der sprechsensomotorischen Struktur des antizipierten Originals im Globalsystem (SMSP) gleichsieht, aber massiv verkleinert ist:

smsp = SMSP

Nachahmen. Unermüdlich ahmt das Kind die Mutter nach. Es wiederholt mehrmals die gehörten Wörter und Sätze, weil es, wie bei jedem anderen Üben, nur über dieses wiederholte Nachahmen das korrekte akustisch-sensomotorische Muster einspielen kann.

Sprachmelodie
Emotionen. Am Ausbau des sensomotorischen Sprechmusters in der Globalintegration beteiligt sich auch die Stimmung aus dem emotionalen Teilsystem (Zusammenspiel aller ansprechenden Teilsysteme über die Globalintegration). Abhängig vom emotionalen Muster in der Globalintegration wird die Sprache flüsternd oder laut, aggressiv oder wohlwollend, hilfsbereit, verliebt etc.
Musische Komponente. Stets fließen akustisch-musische Muster in die Globalintegration ein, die im Rahmen der Antizipation die Sprechpläne musischmelodisch ergänzen und die Prosodie ausmachen, die sich bis zum Singen steigern kann. Diese Prosodie wird von der ländlichen Alpinbevölkerung und von der Sprechkunst gepflegt.

Das Schriftsystem
Ähnlich dem Sprachsystem hat sich das Schriftsystem entwickelt (Abb. 35 s. S. 98), als hätte das visuelle System auch eine verbale Kommunikationsmöglichkeit aufbauen wollen, nachdem dies das akustische getan hat. Es liegt beim Rechtshänder links und bei den 2% Beidhändern beidseitig, weshalb letztere mit beiden Händen spiegelbildlich zueinander schreiben können. Auch hier gliedert sich die Schrift in Lesen und Schreiben mit folgenden Systemanteilen:
1. der visuell-rezeptive Schriftsystemanteil für das Lesen,
2. der visuell-kreative Schriftsystemanteil und das sensomotorische System für das Schreiben.
Das Lesesystem besteht aus dem visuellen Rezeptivanteil des Schriftsystems, der die gesehene Schrift (die über das visuelle Wahrnehmungssystem ins Globalsystem gelangt) aus dem Globalsystem herauskopiert und mit geweckten Engrammen von früher eingegangenen gleichartigen Worten und Sätzen an das Globalsystem zurückgibt. Diese geweckten Wort- und Satzengramme sind Kodes, die die gespeicherten Gesamteindrücke mit den gedanklichen Begleitumständen des früher Gelesenen im Globalsystem assoziativ wecken, wodurch der semantische Gehalt zu diesen Kodes hinzukommt. Jetzt kann das Globalsystem die gesehene Schrift verstehen. Buchstaben können so schon vom 3jährigen Kleinkind als Buchstaben wiedererkannt werden. Zu kurzen Worten zusammengebaut, versteht es den Sinn dieser neuen Einheiten aber erst ab 4 bis 5 Jahren, und Wörter aus 5 Buchstaben liest es erst ab dem Schulalter.
Das Schreibsystem wiederum hat einprogrammierterweise
– einen schriftvisuellen Kreativanteil, der beim Wunsch, die Gedanken in Worte zu fassen, die entsprechenden abgelegten Worte aus dem schriftvisuellen Rezeptivanteil ins Globalsystem hinein aufruft. Findet er dort keine passenden Worte, kreiert er für ein aus dem Sprachsystem ins Globalsystem aufgerufenes Wort ein neues aus Buchstaben, dessen Schreibweise allerdings z.T. im Wörterbuch nachgesehen werden muß, um keine Fehler zu machen.

– das sensomotorische System für die Körpermotorik, das mit seinem Kreativanteil auf die aufgerufenen visuellen Worte und Sätze im Globalsystem reagiert, indem die sensomotorische RK-Einheit entsprechende eingeübte, sensomotorische Schreibmuster für die Schreibhand (sensomotorische Wortpläne, die über propriozeptive und taktile Reafferenzen beim Schreiben eingelaufen und hier abgespeichert sind) oder Tippmuster für die PC-Tastatur ins Globalsystem holt. Damit beteiligen sich auch bei dieser Kommunikationsform 2 RK-Schrifteinheiten (eine visuelle und eine sensomotorische) für einen schriftvisuell-sensomotorischen Doppelplan. Hinzu kommt der Expressivanteil.

Antizipation und Expression. Im Globalsystem werden die aufgerufenen sensomotorischen Schreibmuster mit den visuellen Schriftmustern zusammengebaut und der Umweltsituation (zunächst den Schreibutensilien) als Schreibpläne angepasst (Antizipation der Schreibpläne). Beteiligt sich hierbei auch der musische Kreativanteil, kommt es zur Kunstschrift. Ist die Antizipation fertig erstellt, kopiert der sensomotorische Expressivanteil präzentral links (beim Rechtshänder) die sensomotorische Struktur der Schreibpläne aus dem Globalsystem, baut sie kinematisch zu Buchstabenfolgen (Graphemfolgen) um und gibt sie an die Extrapyramidalmotorik und die Pyramidenbahn für eine oder beide Hände weiter; die Schreibpläne werden in Schrift umgesetzt.

Die *Reafferenzen* aus der Schreibhand und aus dem Auge wiederum kommen über das kinästhetische und visuelle Wahrnehmungssystem ins Globalsystem zurück und werden mit dem noch kurz vorhandenen antizipierten Schreibplan (Efferenzkopie) verglichen. Stimmen Reafferenz und Efferenzkopie nicht überein, wird korrigiert. Andernfalls werden der kinästhetische und der visuelle Reafferenzanteil im sensomotorischen und schriftvisuellen Rezeptivanteil abgelegt. Im Gegensatz zur Sprache liegen hier im Schriftsystem die sensomotorischen und visuellen Engramme weit auseinander, was für das vernetzende Globalsystem aber kein Problem darstellt. Auch hat sich das sensomotorische System nicht wie bei der Sprache in ein sensomotorisches Schreibsystem weiter differenziert, weshalb es keine Schreibdyspraxie ohne generelle Ungeschicklichkeit der Hände gibt.

Die *Emotionen* drücken sich beim Schreiben weniger in der Größe oder Dicke der Schriftzeichen, als vielmehr in der Wortwahl aus.

Erlernt wird das Schreiben durch nachahmendes Üben, bis die sensomotorischen Bewegungspläne der Schreibhand stimmen. Für Sprachen mit einer Buchstabenschrift müssen expressiv lediglich die einzelnen Buchstaben einprogrammiert werden, vorausgesetzt, man lernt auch die nicht ausgesprochenen Buchstaben als die Relikte vergangener Zeiten (vor allem im Französischen und Englischen sehr schwierig für die Kinder). Mit nur 25 Buchstaben können die über 100 000 Wörter der Sprache zusammengestellt werden. Bei der chinesischen Schrift hingegen muss jedes Schriftzeichen speziell einprogrammiert werden, woran erst noch das rechtshemisphärische Zeichenvermögen beteiligt ist, was zu einer unvergleichlichen Mehrbelastung der Schulkinder führt.

Rezeptiv werden allerdings auch bei der Buchstabenschrift Wortstämme zu meist 5 Buchstaben im Sinne von Wortzeichen erfasst und entsprechend auch kreativ als wortstammbetonte Pläne wieder aufgerufen.

Das Rechensystem

Das Rechensystem ist ein spezielles, nur kreativ aktives Teilsystem aus besonders spezialisierten (semispezialisierten) Neuronen im Globalsystem parietal links (beim Rechtshänder), das sich mit Quantitäten befasst. Die dazu benötigten Zahlen, Buchstaben und Zeichen werden über das Globalsystem im Sprach- und/oder Schriftsystem aufgerufen. Für das Ausdrücken des Resultates ist das Rechensystem wiederum auf das Sprach- und/oder Schriftsystem angewiesen, mit denen es über das Globalsystem eng vernetzt ist (kreativ-kreatives Zusammengehen).

Entwicklung. In der gleichen Weise wie das 3jährige Kind Buchstaben wiedererkennt, beginnt es auch Ziffern zu identifizieren, kann damit aber erst ab einem Alter von 4 Jahren einfachste Additionen wie z.B. 2 + 2 ausführen.

Mathematisch gilt für das mündliche Rechenmuster (RM) im Globalsystem und das mündliche Ausdrückenwollen die Formel

$$RM = a \times (1 - S_{-x}) + ssm \times (1 - S_{-x)} + r$$

$a \times (1 - S_{-x})$ = das Aufrufen der im sprachakustischen Rezeptivanteil gespeicherten Zahlen (siehe auch Abb. 29, s. S. 78); $ssm \times (1 - S_{-x})$ = das Aufrufen des sprechsensomotorischen Musters (entfällt, wenn nur still gerechnet wird); r = etwaige übrige Mitmotivationen (z.B. emotionale).

Sollen die gesprochenen Zahlen gleichzeitig aufgeschrieben werden, erweitert sich die Formel um den visuellen (v) und den sensomotorischen (sm) Schriftsystemanteil zusammen mit den Schreibschwellen (S–x) des Globalsystems:

$$RM = a \times (1 - S_{-x}) + ssm \times (1 - S_{-x}) + v \times (1 - S_{-x}) + sm \times (1 - S_{-x}) + r$$

Kreativ wird addiert, subtrahiert, multipliziert, dividiert, werden Wurzeln gezogen, wird Differential- und Integralrechnen, klassische und fraktale Geometrie betrieben etc.; es kommt zu den rechenkreativen Leistungen. Expressiv werden nach den obigen Formeln wieder Zahlen im Sprach- und/oder Schriftsystem aufgerufen und ausgedrückt.

Phylogenetisch gesehen handelt es sich hierbei um das jüngste Teilsystem, das bedeutende Entdeckungen auf dem Gebiet der Naturwissenschaften ermöglicht hat. Galilei hat richtig vorausgesagt, dass das Buch der Natur in Zahlen geschrieben stehe und man es nur entsprechend zu lesen brauche.

Die nonverbale Kommunikation

Die Musik
Analog dem Sprachsystem beim Rechtshänder, das in der linken Hirnhälfte liegt, ist schwerpunktmäßig auf der rechten Seite des Hirnes ein großes Teilsystem für die nonverbale akustisch-musische Kommunikation lokalisiert. Es besteht aus 2 Anteilen:
– ein rezeptiver für das Musikhören
– ein kreativer für das Musikmachen (singen, Musikinstrumente spielen).

Rezeptiv werden nicht Wörter, sondern Melodien, die über das Gehör ins Globalsystem gelangt sind, aus der Globalintegration aufgegriffen (kopiert), bearbeitet und mit eventuell früher Gehörtem ergänzt. Wieder in die Globalintegration zurückgegeben, werden diese teilleistungsergänzten Muster vertieft musisch erlebt und, wenn sie schon einmal gehört wurden, wiedererkannt.

Der *Kreativanteil* im gleichen Areal wie der rezeptive, aber in globalintegrativer Zellschicht, wird dann aktiv, wenn das Kind selbst singen oder ein Musikinstrument spielen möchte. Dieser semispezialisierte Globalsystemanteil im akustisch-musischen Teilsystem ruft Singpläne oder Spielpläne für ein Musikinstrument auf, um sie, in die Globalintegration zurückgeholt, bezüglich Lautstärke, Tempo etc. der Situation (z.B. der Größe des Saales), aber auch der Stimmung (durch das emotionale Teilsystem mitbestimmt) anzupassen (interpretieren). Werden keine Pläne gefunden, kreiert dieser Systemanteil Neuschöpfungen, er komponiert oder improvisiert.

Expressiv ist wie bei der verbalen Kommunikation Sensomotorik nötig, die das sensomotorische System der Körpermotorik ausführt. Der sensomotorische Kreativanteil mit Schwerpunkt in der gegenüberliegenden Hirnhälfte übernimmt die kreativ zusammengestellten musischen Pläne aus dem Globalsystem, um im sensomotorischen Rezeptivanteil nach sensomotorischen Ausführungsplänen zu suchen. Findet er keine, schafft er neue. Im Globalsystem erfolgt der akustisch-musische sensomotorische Zusammenbau, wobei die Antizipation schon beim musischen Aufbau erfolgt war. Jetzt werden diese Pläne bezüglich der sensomotorischen Struktur vom sensomotorischen Expressivanteil verkleinert kopiert und in Kineme aufgegliedert (d.h. kinematisch) über die Motorik beider Hirnhälften ausgedrückt. Es kommt zu den Kinemmusterfolgen für das

Spielen eines Musikinstrumentes oder im Zusammenspiel mit dem Sprachsystem zu den melodischen Phonemfolgen beim Singen.

Akustisch-musische sensomotorische Doppelreafferenz. Das musikalisch Geschaffene gelangt sowohl über die Kinästhesie und Somästhesie als auch über das Gehör ins Globalsystem zurück und wird als akustisch-musische sensomotorische Doppelreafferenz mit der im Globalsystem zurückgebliebenen Kopie des akustisch-musischen sensomotorischen Instrumentenspielplanes (Efferenzkopie) verglichen und je nach Gutdünken korrigiert. Dasselbe gilt für das Singen über das Sprachsystem oder für das gleichzeitige Singen und Instrumentenspielen über die beiden beteiligten Systeme.

Mathematisch lassen sich der im Globalsystem stattfindende Auf- und Zusammenbau des musischen und des sensomotorischen Musters zum zusammengebauten musischen Ausführungsplan (MP) wie folgt darstellen (siehe auch Abb. 29, S. 78):

$$MP = mt \times (1 - S_{-x}) + smt \times (1 - S_{-x}) + r$$

mt = Musischer Aufbau im musischen System; smt = sensomotorischer Aufbau im sensomotorischen System; r = alle übrigen Mitmotivationen wie z.B. die emotionale; S_{-x} = Negativschwelle des Globalsystems gegenüber dem entsprechenden Teilsystem. Wenn die beiden Schwellen gleich groß sind, bedeutet dies, dass alles Kreierte auch ausgedrückt wird. Wenn nichts gestaltet wird bzw. wenn sich das Kreierte erst in der Vorstellung befindet, ist die sensomotorische Schwelle maximal hoch = 1. Bei gewissen modernen «Kunstwerken» hat man allerdings den Eindruck, dass umgekehrt die musische Schwelle = 1 war.

Solange der Künstler musiziert oder malt, läuft diese Formel ununterbrochen.

In dieser Formel enthalten sind die musischen und sensomotorischen Beiträge für die Globalgestaltung. Der sensomotorische efferente Anteil hingegen kopiert lediglich den sensomotorischen bzw. beim Singen den sprachlichen Anteil des Globalmusters (oder beide), um ihn motorisch zu verwirklichen. Entsprechend ist er im Expressivanteil sensomotorisch bzw. sprachlich gleich wie im Globalsystem, nur viel kleiner, wird dafür aber kinematisch bzw. phonematisch umgebaut (s. Formeln S. 62 und 101)

In den verschiedenen Kulturkreisen wird das musikalisch-musische Teilsystem gleich wie das Sprachsystem verschieden programmiert, so dass es wünschenswert wäre, wenn das Kind Musik aus allen Kulturen angeboten bekäme, um seine musischen Fähigkeiten breit gefächert zu fördern.

Das Zeichnen/Malen
Analog dem akustisch-musischen Teilsystem ist das visuell-musische aufgebaut aus einem

– rezeptiven Anteil für das Erleben von Bildern, Statuen, Bauwerken etc. und einem
– kreativen Anteil für eigenes Zeichnen, Malen, Gestalten etc.

Der *Rezeptivanteil* kopiert kulturspezifisch gesehene Bilder, Bauwerke etc. aus dem Globalsystem, die über das visuelle Wahrnehmungssystem in die Globalintegration eingeflossen sind, um sie in ihren musischen Werten zu verstärken und an die Globalintegration zurückzugeben, wodurch sie um so intensiver musisch erlebt werden.

Sind Engramme von früher Gesehenem da, wird das früher Erlebte reaktiviert und globalintegrativ wiedererkannt.

Kreativ werden wiederum vom semispezialisierten Globalsystemanteil im gleichen Bereich, in dem auch der rezeptive liegt – jedoch in anderer Zellschicht –, musische Muster aus dem Rezeptivanteil ins Globalsystem aufgerufen oder aber je nach den Darstellungsmitteln für Zeichnungen, Gemälde, Statuen, Bauwerke, Stickereien, Teppiche etc. neue geschaffen, in die globalintegrativ auch emotionale Momente einfließen. Es entstehen Pläne von Reproduktionen oder von neuen Kunstwerken.

Expressiv werden diese antizipierten musischen Pläne von der sensomotorischen RK-Einheit aufgegriffen und dank der musisch-kreativen sensomotorisch-kreativen Vernetzung im Globalsystem sensomotorisch ergänzt. Jetzt kopiert der sensomotorische Expressivanteil die sensomotorische Struktur der fertig erstellten, antizipierten Kunstpläne, um sie, zu Kinemmusterfolgen aufgegliedert, in die ausführenden Hände und eventuell in den ganzen Körper weiterzugeben und dadurch auszudrücken bzw. zu verwirklichen.

Das Einüben dieser Künste bedeutet das Aufbauen verfeinerter Bewegungspläne für die Hände, was über den Vergleich der visuell-musischen kinästhetischen Reafferenzen mit dem kurz zurückgebliebenen visuell-musisch sensomotorischen Schaffensplan (Efferenzkopie) im Globalsystem zustande kommt. Der sensomotorische Ausführungsplan wird so lange geändert, bis er mit dem visuell-musischen Vorstellungsplan übereinstimmt.

Die Entwicklung der Kommunikation beim Kind

Die Kommunikationssysteme nehmen zentro-temporo-parietal beidseits sowie im limbischen Hirnanteil einen großen Raum ein. Der limbische Hirnanteil ist schon bei der Geburt in der Lage, über die Sensomotorik ein erstes Schreien zu induzieren.

Der erste Schrei ist Ausdruck des erschrockenen Unbehagens darüber, von der warmen Welt des Fruchtwassers, wo das Kind geborgen war, durch einen engen Kanal hindurch in eine andersartige, fremde Welt und an die für das Baby zunächst ungewohnte Luft gepresst worden zu sein. Schreit das Kind nicht, bekommt es einen Klaps auf den Po, um über diesen zusätzlichen Schmerz das Schreien des Unbehagens zu provozieren, denn hierdurch kommt die Atmung und die Umstellung des Kreislaufes in Gang. Beim ersten Atemzug (Luftholen zum Schreien) werden durch die Brustkorberweiterung die Lungen soweit gedehnt, dass ein Unterdruck im Brustraum entsteht, der nun das Blut aus der rechten Herzkammer in die Lungen ansaugt. Dabei wird der Ductus Botalli, ein Kreislauf-Kurzschluss zwischen großem und kleinem Kreislauf, für immer verschlossen.

Die Neurone, die diesen Angstschrei aufbauen, befinden sich nicht wie diejenigen für die Sprache im Neugroßhirn, sondern im emotionalen Teilsystem des Altgroßhirnes und geben ihre Signale über das Globalsystem an das sensomotorische Teilsystem weiter. Es handelt sich um eine nonverbale Stimmungsäußerung und damit um eine limbische Lautgebung, wie sie auch unsere nächsten Verwandten im Tierreich in über 30 verschiedenen Lautäußerungen zustande bringen.

Die *limbischen Lautäußerungen* sind bei der Geburt bezüglich des Angst-, Schmerz- und Hungerschreies bereits funktionstüchtig entwickelt; zu ihnen kommen bald weitere Lautgebungen hinzu, so das freudige Mmm oder das abweisende Brrr, später das staunende Oh, Ah oder das Ekel ausdrückende Wä etc. Es handelt sich um Laute, die von Menschen aller Sprachen und Kulturkreise verstanden werden.

Mimik und Gestik. Ebenfalls universal sind die limbische Mimik und Gestik. Bereits bei der Geburt entwickelt sind das Schreigesicht, das instinktive Abwehrstrampeln und das zufriedene Trinkgesicht. In der 6. Woche folgt erstmals das freudige Lächeln (Lachgesicht), das die Mutter-Kind-Beziehung enorm vertieft. Mit 9 Monaten gelingt das Abschiedswinken, das jetzt auch auf verbale Aufforderung hin erfolgt, weil der Säugling das Wort «winken» versteht. Im 2. Trotzalter (3. Lebensjahr) kann sich das Kleinkind in Trotzstimmung auf den Boden werfen und sogar mit der Stirn gegen den Boden schlagen (Wutgeste).

Sprachbegleitende Gestik. Mit zunehmendem Alter verfeinern sich die die Sprache begleitenden Gesten, so das Kopfnicken bei Einverständnis oder das Kopfschütteln, wenn das Kind nicht einverstanden ist. Das Reichen der Hand und das Küssen bei Begrüßung oder Abschied sind bereits bei Primaten (z.B. den Schimpansen) anzutreffen und in allen Kulturen verbreitet. Die Gestik kann so sehr verfeinert sein, dass schon ein angedeutetes Augenzwinkern Einverständnis signalisieren kann.

Für Kinder mit Sprachschwierigkeiten ist die sensomotorische Ergänzung durch Mimik und Gestik eine wesentliche Verständigungshilfe, abgesehen davon, dass die kinästhetisch besser erinnerbaren Gesten assoziativ die entsprechenden Worte erinnern helfen.

Lallen. Auch das Lallen ist eine limbische Lautäußerung über die Senso-motorik, die im 3. Lebensmonat einsetzt und einige Monate lang anhält, unab-hängig davon, ob das Kind seine Lalllaute hört oder nicht. Das Lallen täuscht daher häufig über eine Schwerhörigkeit hinweg. Das gehörlose Lallen ist aller-dings monoton und verstummt nach etwa 3–6 Monaten, während das gehörte ins Sprachsystem aufgenommen und zu Silben abgewandelt wird. Auch kann es ein ganzes Jahr lang aktiv bleiben.

Das Sprachsystem hat primär nichts mit dem Altgroßhirn (Archicerebrum, limbischer Hirnanteil) zu tun, sondern ist eine neue Leistung des Neuhirns (Neocerebrum, Neocortex). Der Integrator hat hierfür im Neocortex, für den Rechtshänder zentro-parieto-temporal links, Neurone ausdifferenziert, die sein geistiges Leistungsvermögen in Worte fassen und ausdrücken. Das Einprogram-mieren des Sprechens erfolgt durch Nachahmen. Die sensomotorische Vorstufe hierzu stellt schon in der 1. Lebenswoche das nachahmende Herausstrecken der Zunge dar. Ihm folgt das Nachahmen der Mundbewegungen der sprechenden Mutter. Ab dem 3. Monat kommt als limbische Lautgebung das Lallen hinzu. Die propriozeptiven und akustischen Lallreafferenzen werden ins Sprachsystem hineinkopiert und durch das Wieder-Aufrufen in diesem System spielerisch abgewandelt und ausgedrückt, wodurch Silben entstehen.

Das Verstehen der ersten Worte, die die Mutter in hohen Tönen spricht (Ammensprache), setzt ab etwa dem 6. Monat ein, und ab dem 1. Lebensjahr ahmt das Kind die Sprache der Mutter unermüdlich nach. Es wiederholt mehr-mals die gehörten Wörter und Sätze, weil es, wie bei allem Lernen, nur über dieses wiederholte Nachahmen die korrekten akustisch-sensomotorischen Wortpläne genügend gefestigt einprogrammieren kann.

Mit 2 Jahren folgen die bekannten Zweiwortsätzchen. Das Kind kann jetzt auch seinen Namen sagen. Einer alten Faustregel entsprechend werden nun pro Jahr Sätze aus ebenso vielen Wörtern aufgebaut, wie das Alter Jahre zählt. Dies gilt bis zum 5. Lebensjahr.

Mit 3 Jahren ist die Ich-Form und mit 4 die Wir-Form erobert. Auch spricht das Kind jetzt immer längere Sätze zunehmend schneller, bis es bei der Einschulung bei etwa 100 Wörtern pro Minute angelangt ist. Für einen Wort-schatz von 100 000 Wörtern bedarf es allerdings noch einiger Jahre Schulunter-richtes in der Muttersprache.

Mit 5 Jahren stimmt die Sprachgrammatik. Auch ist jetzt die Ausdifferen-zierung des Sprachsystems auf nur noch einer Hirnseite stark fortgeschritten und mit 12 Jahren abgeschlossen (bei den Rechtshändern linksseitig, bei den Linkshändern zu 70% rechts und zu 30% mehr oder weniger links). Witze wer-den ab etwa dem 10. Lebensjahr verstanden.

Das Lesen und Schreiben sind erlernte Fähigkeiten. Sie entwickeln sich ohne den inneren Drang, wie ihn das Globalsystem für das Sprechenlernen ausübt.

Es setzt ab etwa dem 4. Lebensjahr ein, so dass bei schwerhörigen Kindern schon jetzt das Lesen hinzugenommen werden kann, um das Sprechenlernen zu unterstützen.

Rechnen. Ab dem 4. Lebensjahr beginnt sich auch der Sinn für Mengen und Zahlen zu entwickeln, der sich spontan auf eins, zwei und viel beschränkt. Ohne Anleitung bleibt es bei diesem rudimentären Rechnen.

Das *akustisch-musische Gestalten und Erleben* setzt ebenso früh wie die Sprachentwicklung ein, indem das lallende Kind die Tonhöhen variiert. Im 2. Lebensjahr summt und singt es bereits vor sich hin, allerdings noch nicht rhythmisch und melodisch, selbst wenn es in seiner Umgebung rhythmisch und melodisch vorgesummte Lieder hört. Auch zeigt es großes Interesse für Musikinstrumente, was die Musiktherapie bei Kleinkindern so beliebt macht. Ab dem 3. Lebensjahr beginnt das Summen und Singen rhythmisch und melodisch zu werden.

Zeichnen und Malen. Schon bevor das Kind laufen kann, beginnt es zu kritzeln, aber nur kurz und ohne Interesse für das Gekritzelte. Erst im 3. Lebensjahr kann es angeben, was die Linien und Knäuel bedeuten, die es gekritzelt hat. Im 4. Lebensjahr zeichnet es den köstlichen Kopffüßler, ein Ausdruck dafür, dass das Kind erst den Kopf und die Beine, etwas später auch die Arme des Menschen musisch zur Kenntnis genommen hat, während dies vom Körperschema her gesehen schon im 1. Lebensjahr und visuell bereits nach dem 3. Lebensmonat korrekt und in richtiger Körperproportion der Fall war. Ab dem 6. Lebensjahr wird der Rumpf zur Kenntnis genommen. Die richtigen Proportionen und die dritte Dimension muss es allerdings noch lernen.

Die Bedeutung der Kommunikation

Der Reichtum an Kommunikationsmöglichkeiten und die riesige Anzahl Neurone, die hierfür zur Verfügung stehen (Größenordnung: 20% aller Großhirnneurone), unterstreichen die Bedeutung der Kommunikation für den Menschen. Er ist als Kommunikationswesen geboren, und nur über diese Kommunikation konnte überhaupt eine Kulturvermittlung zustande kommen. Zudem beteiligen sich über die Kommunikation viele Integratoren an denselben kulturellen Leistungen, die dadurch um so reichhaltiger und überindividuell werden.

Störungen der Kommunikation

Die Störungen dieser Systeme gehen beim Kind zumeist auf das Leben vor der Geburt zurück. Sind bei der Geburt dann zu wenig Neurone vorhanden, wird die Entwicklung verzögert und gestört. Nicht alle Neuronenverbände für die Kommunikation sind gleich stark geschädigt, so dass sich unterschiedliche Störungsbilder ergeben.

Limbische Lautäußerung und Mimik/Gestik. Organische Störungen auf diesem «tiefen» Niveau finden sich nur bei sehr schweren Hirnschäden mit Mehrfachbehinderung. Das Altgroßhirn ist robuster als das Neugroßhirn. Die Wahrscheinlichkeit, dass alle Kommunikationsmöglichkeiten des Neugroßhirnes (außer der Sensomotorik) geschädigt werden, während das Altgroßhirn mit der limbischen Lautgebung 100%ig leistungsfähig bleibt, ist viel größer, als dass das Umgekehrte der Fall wäre. Wohl aber kann ein Überwiegen der Hemmneurone diese Kommunikationsmöglichkeit schon im Säuglingsalter beeinträchtigen (z.B. beim Autismus oder bei Misshandlungen). Auch kann es am sensomotorischen System liegen, dass wegen einer Entwicklungsstörung das Lallen dyspraktisch erfolgt. Und beim POS wird die limbische Lallmotivation nicht richtig und verlangsamt ins Globalsystem eingebaut, bevor es entsprechend gestört sensomotorisch ausgedrückt wird.

Sprache. Die Störungen der Sprache sind wegen des Aufbaus des Sprachsystems aus 3 Teilen (2 RK-Spracheinheiten und 1 Expressivanteil) sowie aus 2 Leistungen (Verstehen und Sprechen) vielfältig und treten häufig kombiniert auf.

Wernicke-Dysphasie. Vor allem die Störung der beiden RK-Einheiten (der sprachakustischen und der sprechsensomotorischen) treten bei organischen Störungen zumeist gemeinsam auf, weil diese beiden Einheiten im gleichen parietalen Areal (beim Rechtshänder links) angesiedelt sind, allerdings in unterschiedlichen Zellschichten. Bezüglich der sprachakustischen RK-Einheit kann das Kind die gehörte Sprache nicht gut speichern (vergisst sie immer wieder), und wenn es speichert, speichert es nur lückenhaft. Daher versteht es die Sprache der anderen nicht. Gleichzeitig gelingt ihm beim Versuch, selber zu sprechen, der Abruf der Worttrümmer durch den Kreativanteil schlecht, was eine zusätzliche Verzerrung mit sich bringt. Doch damit nicht genug. Auch die sprechsensomotorische RK-Einheit liegt in diesem Bereich, wenn auch in anderer Zellschicht, so dass auch der sensomotorische «Hülsenaufbau» gestört ist. Es resultiert eine Paraphasie, bei der das Kind die anderen nicht versteht und die anderen das Kind nicht verstehen. Da die Worte über das Gehör ebenso defekt zurückkommen, wie sie defekt aufgebaut und ausgedrückt worden sind, realisieren die Wernicke-Kinder ihre Störung nicht. Sie reden wie wild drauflos und können nicht verstehen, dass man sie nicht versteht.

Obwohl das akustische Wahrnehmungssystem links ebenfalls im Störbereich liegt, kommt es beim Wernicke-Syndrom zu keiner zusätzlichen akustischen Wahrnehmungsstörung, weil die Höhrafferenzen aus beiden Ohren über beide Hirnhälften ins Globalsystem einstrahlen, so dass der einseitige Ausfall über die intakte andere Seite kompensiert wird.

Broca-Dysphasie. Wird hingegen plötzlich der Expressivanteil gestört, weiß das Kind, das vorher sprechen konnte, sehr genau, was es wie sagen will. Es ist sich seiner guten Sprechpläne bewusst, kann sie aber nicht korrekt ausdrücken. Es versucht zwar, sich zu korrigieren, wird durch das Misslingen aber entmutigt. Es spricht nur langsam und mühsam, muss immer wieder von neuem Anlauf nehmen und spricht schließlich als Jugendlicher nur noch wenig. Es liegt eine Broca-Dysphasie vor. Durch das Ablegen der defekten Reafferenzen werden die defekten Sprechmuster wieder aufgerufen; sie können zwar kreativ korrigiert werden, doch liegt die Störung nach der Korrektur und tritt daher trotzdem auf, so dass das mühsame Korrigieren bald aufgegeben wird. Die Dysphasie wird generell. Dies ist auch bei einem Kind der Fall, das von Anfang an eine Störung im Expressivanteil aufweist. Es spricht seine eigene, schwer verständliche Sprache, versteht aber im Gegensatz zur Wernicke-Dysphasie die Sprache der anderen.

Hörschaden. Häufig ist ein Hörschaden die Ursache für die kindlichen Entwicklungsstörungen der Sprache. Diese Kinder sollten schon vor dem 3. Lebensmonat ein Hörgerät und Hörtraining bekommen, um die Sprache überhaupt aufbauen zu können; wenn nämlich über den Hörsinn keine Sprachinformation ins Globalsystem gelangt, bleiben die rezeptiven Sprachneurone ungenutzt und entwickeln sich nicht weiter (kein Weitersprossen der Dendriten und Neuritenäste, eventuell Funktionswandel). Setzt die auditiv-verbale Erziehung erst nach dem 6. Lebensmonat ein, muss je später, desto länger und intensiver geübt werden, weil die brachliegende eigene Sprachkontrolle immer schlechter wird (bei Beginn nach dem 8. Lebensjahr kann praktisch keine Eigenkontrolle mehr aufgebaut werden) und auch die Sprechfreudigkeit zurückgeht (erschwertes Sprachanbahnen). Erst recht ist diese frühe Erziehung bei einer Hörschwelle über 90 dB in Hinblick auf ein Cochlear Implant mit etwa 2 Jahren wichtig. Bei jedem Neugeborenen sollte daher schon vor dem Verlassen des Spitals die otoakustische Emission (Echo-Screening) geprüft werden, die eine bereits vorhandene Schwerhörigkeit mit großer Wahrscheinlichkeit anzeigt.

Ertaubt ein Kind nach Erlernen der Sprache (z.B. durch eine Meningitis), beginnt die Sprache, angefangen mit einem undeutlichen «S», schon nach wenigen Wochen zu zerfallen. Am längsten bleiben die tiefen Töne, die Melodik und die Betonung. Beim erneuten Aufbau kommt stets zuerst das Verstehen und etwa 1 Jahr später das Sprechen.

Rein sensomotorische Sprache. Der Kreativanteil hat die Möglichkeit, über das Beobachten der Mundbewegungen der Mutter beim Sprechen diese Bewegungen nachzuahmen und dadurch rein sensomotorische Wortpläne (aus der Propriozeption und der Schleimhautsensibilität der Sprechorgane) ins sensomotorische Gedächtnis einzuspeichern, die es wieder abrufen kann, jedoch nie selbst hört. Diese rein sensomotorische Sprache ist leider zumeist eine sehr rudimentäre Sprache. Auch der Papagei z.B. kann über die Sensomotorik ohne jegliche Sprachsystemausdifferenzierung (aber mit Hören seiner Laute) einige Wörter lernen, ohne sie jedoch zu verstehen. Er will dafür mit Futter oder Zuwendung belohnt werden.

Schrift. Die Störungen der Schrift sind den Sprachstörungen ähnlich, wegen des Auseinanderliegens von Lese- und Schreibsystem sowie der fehlenden Weiterdifferenzierung der Sensomotorik (wie beim Sprachsystem) aber doch etwas anders. Bei der Lesestörung (Dyslexie) ist das visuell-rezeptive Schriftsystem defekt. Zeigt es lediglich einen Gedächtnisdefekt, resultiert eine Schriftagnosie. Das Kind vergisst ständig die Bedeutung der Buchstaben und erst recht die Bedeutung ganzer Buchstabengruppen als einheitliches Wort. Die Schreibstörungen hingegen werden als Dysgraphie zusammengefasst. Wenn das Lesen intakt geblieben ist, liegt die Störung (abgesehen von der seltenen isolierten kreativ-visuellen Störung) weiter vorn im sensomotorischen Bereich. Es kommt zu verstümmelten Worten und Buchstaben, die nicht korrigiert werden können. Das Kind versucht zwar zu korrigieren, doch die Hand will nicht folgen. Sie ist für alle Feinarbeiten dyspraktisch, nicht nur schreibdyspraktisch (im Gegensatz dazu gibt es bei der Sprache die Sprechdyspraxie ohne oro-faziale Dyspraxie). Dagegen gelingt das Lesen und damit das Speichern der gesehenen Buchstaben und Worte im visuellen Rezeptivanteil ohne Probleme. Nur bei ausgedehnten Störungen sind das Lesen und Schreiben gestört, weil sowohl die schriftvisuelle wie die sensomotorische RK-Einheit geschädigt worden ist, was einem Wernicke-Syndrom entsprechen würde.

Das Rechnen. Störungen dieses Teilsystems betreffen ganz verschiedene Funktionsmöglichkeiten, z.B. nur das höhere Rechnen oder, mit abnehmendem Schwierigkeitsgrad, das Dividieren, Multiplizieren, Subtrahieren und erst zuletzt das Addieren. Entsprechend dieser Schwierigkeitsskala werden auch die schwierigen Funktionen später gelernt und geübt als die leichten.

Eine Besonderheit kann beim Autismus beobachtet werden. Bei einigen Autisten scheint sich das Rechenteilsystem dahingehend verselbständigt zu haben, dass es mit wesentlich weniger Hemmung extrem schnell rechnen kann und das fertige Resultat (ohne die Zwischenstufen) über das kreative Aufrufen der entsprechenden Zahlen oder Buchstaben im Lesesystem globalintegrativ «sichtbar» macht. Ist zugleich das Sehwahrnehmungsvermögen gesteigert (übernormales Sehwahrnehmungsfenster), werden nur kurz gesehene ausgeschüttete Zündhölzer automatisch von den besonders spezialisierten Rechenneuronen im Globalsystem gezählt und über das Lesesystem als Anzahl gesehen.

Umgekehrt steckt hinter der Rechenschwäche häufig auch eine Sprach- oder Schriftstörung mit erschwertem Zahlen- oder Buchstabenaufrufen, -ausdrücken oder -ablegen.

Die musischen Fähigkeiten. Wenn das musische System geschädigt ist, zeigen sich Störungen im musischen Erleben und Gestalten. Dysmusische Kinder, die älter als 3 Jahre sind, singen amelodisch und arhythmisch. Auch gelingt ihnen das Rhythmusschlagen auf einfachsten Musikinstrumenten wie Triangel, Xylophon oder Bongotrommel nicht. Ferner bleiben sie im Zeichnen zurück. Sie schaffen es erst viel später, den Kopffüßler darzustellen. Und diese Darstellung ist zunächst noch ungeschickt oder bleibt sogar auf dieser Stufe stehen. Ist das Körper/Raumorientierungssystem mitgeschädigt, wird die linke Seite in der Zeichnung vernachlässigt. Liegt die Störung auf der ausführenden Seite – dem sensomotorischen System –, sind die Kinder dyspraktisch. Sie sind entsprechend ungeschickt im Umgang mit den Musikinstrumenten und dem Pinsel.

Rehabilitation

Die Rehabilitation konzentriert sich in unserem Kulturkreis in erster Linie auf die Sprache und die Schrift. Ist bei schweren Mehrfachbehinderungen auch die limbische Lautgebung gestört, soll sie ebenfalls in den Therapieplan der Sprache miteinbezogen werden.

Beim *verzögerten Sprachvermögen* muss so früh wie möglich mit der Therapie begonnen werden. Bei Schwerhörigkeit wäre es ideal, schon ab dem 2. Lebensmonat ein Hörgerät und Hörtraining einzusetzen; dazu wird die Mutter instruiert. Dieses Training stellt die Vorbedingung für die Sprachentwicklung dar. Das sprachgestörte Kind bekommt ganze Sätze angeboten, womöglich noch mehr als das gesunde, zumal es, wie dieses, nur das herausgreift, was es verstehen und nachahmen kann.

Beim *verzögerten Lese/Schreibvermögen* muss erst das Sehvermögen überprüft werden. Ist dieses gut oder wurde es korrigiert, wird das Legasthenieprogramm eingesetzt, das nicht nur im Üben des Lesens und Schreibens, sondern auch im Üben der Sprache und der Sensomotorik besteht, wobei sich die Dauer des täglichen Übens nach Belastbarkeit und Entwicklungsstand der gestörten Neurone richtet. Im Minimum sollte 10 Minuten pro Tag geübt werden, wofür auch erst die Motivation aufgebracht werden muss. Dennoch, wie überall in der Rehabilitation, kann nur die Forderung fördern, doch hat auch dieses Fordern sein Maß. Eine Überforderung, z.B. durch Übereifer der Mutter, wäre ebenso negativ wie eine Vernachlässigung der Übungen. Bei der Überforderung blocken Hemmneurone das ganze defekte System vorübergehend ab; alle Übungsbemühungen würden durch Widerwillen zunichte gemacht werden.

Die *musischen Systeme* werden leider (noch) nicht rehabilitiert. Aber sie werden bei normalem Leistungsvermögen ins Therapieprogramm für die Rehabilitation der globalen Leistungsvermögen (Denken, Erleben und Wollen), der

emotionalen Störungen, der sensomotorischen Störungen und auch der Sprach-
und Schriftstörungen mit einbezogen. Bezüglich Sprache, Schrift und Sensomotorik bringt die Musik Rhythmik in diese verschiedenen motorischen Äußerun-
gen, und bezüglich emotionaler Blockierungen oder globalintegrativer Störungen bringen die musischen Teilsysteme eine Motivationsförderung mit sich, die
die ganze integrative Entwicklung fördert.

Zusammenfassung

Für die Kommunikation sind umfangreiche, lernfähige Teilleistungssysteme
ausdifferenziert worden, wobei vor allem die «verbale» Kommunikation mit
Hilfe von Sprache, Schrift und Rechnen große Bedeutung erlangt hat. Aber
auch die nonverbalen musischen Möglichkeiten (Malen, Musizieren) haben
ihren kommunikativen Stellenwert. Die limbische Lautäußerung im Altgroßhirn
wiederum ist angeboren und daher für alle Menschen und sogar für viele Tiere
verständlich. Die Störungen der Kommunikation bedeuten immer eine mehr
oder weniger ausgeprägte Isolation.

Summary

For the communication extensive neuronal systems with partial functions
capable of learning have been developed. Of greatest importance is the 'verbal'
communication through speech and writing and also mathematics. However,
also the nonverbal artistic abilities (painting, music) play an important role for
communication. The limbic articulation, on the contrary, is innate and under-
standable for all human beings and even for many animals. The disorders of
communication lead to a more or less pronounced isolation.

Emotionen

Schon als Aristoteles sich mit dem geistigen Leistungsvermögen auseinandersetzte, wurde die Bedeutung der 3 geistigen Leistungsdimensionen Denken, Erleben und Wollen erkannt, die untrennbar miteinander verbunden sind (Abb. 28, S. 74), wenn auch ihr Einfluss variiert. Jahrhundertelang stand das Denkvermögen im Brennpunkt des Interesses. Erst im letzten Jahrhundert wurde auch dem Willen mehr Aufmerksamkeit geschenkt, und etwas später erkannte man, dass das Erleben ein ebenso tragendes Element der menschlichen Existenz ist wie die beiden anderen Dimensionen. Ja, Ciompi zeigte sogar fraktal auf, dass das Erleben das Denken determiniert. Dadurch kommt es förmlich zu einer Emotionslogik wie z.B. zur Trauerlogik, Angstlogik, Wutlogik, Hasslogik, Eifersuchtslogik, Freudenlogik, Verliebtseinslogik (blind vor Liebe) etc.

Inzwischen sind die neurophysiologischen Grundlagen des Erlebens erarbeitet worden. Sowohl die Ausfälle dieses Vermögens wie das Darstellen der aktiven Neuronenverbände im PET (Positronenemissions-Tomogramm) haben aufgezeigt, dass das globalintegrative Erleben durch ein Teilsystem verstärkt wird, welches mit dem Globalsystem in Wechselbeziehung steht und damit die Globalintegration emotional einfärbt.

Das emotionale Teilsystem

Emotionen. Das emotionale Teilsystem liegt beidseits im Altgroßhirn (Archicerebrum, limbischer Hirnanteil, Abb. 36) und ist das größte Teilsystem; es ermöglicht die verschiedenartigsten emotionalen Erlebnisse. Einige dieser Emotionen stehen in bipolarer Beziehung zueinander, z.B. Freud – Leid, Liebe

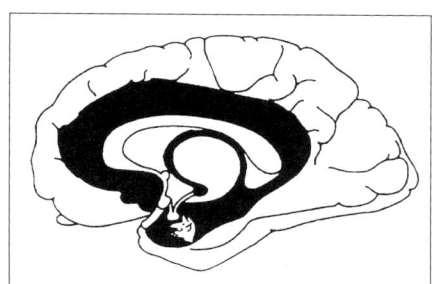

Abb. 36. Das emotionale Teilsystem im Altgroßhirn mit der Amygdala-Kerngruppe («Teufelchen»).

– Hass, Angst – Zutrauen, Behagen – Unbehagen, Lust – Unlust, Geborgensein
– Verlorensein, Glücklichsein – Unglücklichsein. Andere sind mehr unipolar; so
z.B. Eifersucht, Missgunst, Schadenfreude, Wut, Gram, Wehmut, Heimweh etc.
Dieses System ist aber auch das «gefährlichste» System, weil sein Zusammenbruch globalintegrativ als innere Leere erlebt wird, was zur Verzweiflung bis hin
zum Freitod führen kann, der glücklicherweise kaum vor dem 10. Lebensjahr
gewählt wird.

Ansprechbarkeit. Wie jedes Zweiwegsystem ist auch das emotionale auf
Globalmuster, zunächst auf die Erlebnismuster des Globalsystems, ansprechbar,
indem spezielle leicht ansprechbare Neurone (Detektorneurone) die Globalmuster ins Teilsystem kopieren. Dieses baut nun die kopierten Muster emotional aus und gibt sie ins Globalsystem zurück (Gesetz der Wechselwirkung).
Dadurch wird die Globalintegration emotional eingefärbt.

Selbst taktile Wahrnehmungsmuster werden aus dem Globalsystem herauskopiert. Unter ihnen fördern die feinen, warmen Berührungsreize, wie schon die
taktilen Reize des Fruchtwassers vor der Geburt, die Emotion des Geborgen-
seins besonders stark. Diese taktile Geborgenheit wird (wenigstens sollte sie
das) in der Partnerschaftsbeziehung lebenslänglich gepflegt. Schroffe, starke
Reize hingegen provozieren Angstmuster mit Abwehrverhalten.

Expressive emotionale Darstellung. Das stets mehr oder weniger aktive emotionale Teilsystem gibt seine Muster ins Globalsystem zurück, wodurch sich das
Kind ebenso wie der Erwachsene emotional erlebt und ausdrückt. Dies manife-
stiert sich
– im Verhalten, weil die Sensomotorik auf die emotional eingefärbten Willensmuster der Globalintegration anspricht und sie in motorische Muster
  umschreibt (z.B. Schreckstarre, Freudensprung).
– im Sprechen, und zwar sowohl bezüglich der Wortwahl wie der Melodik, weil
  auch das Denkmuster emotional mitgeprägt und über das Sprachsystem ausgedrückt wird (z.B. Süßholz raspeln, toben, verstummen).
– in der limbischen Lautäußerung. Neben der Sprache gibt es die rein emotionale Kommunikation in Form der nonverbalen limbischen Lautgebung (z.B.
  das erfreute Oh, der Angstschrei, das enttäuschte Weinen, der Jauchzer etc.).
  Sie läuft über das emotional geprägte Wollen des Globalsystems und weiter
  über die Sensomotorik, um wie bei der instinktinduzierten Lautgebung eine
  Stimmung auszudrücken. Entsprechend bleibt sie beim Ausfall des Sprachsystems erhalten.
– in der vegetativen Steuerung. Neben dem sensomotorischen und dem Sprachsystem übernimmt auch das retikuläre System im Altgroßhirn die emotional
  geprägten Globalmuster, indem es diese aus dem Globalsystem kopiert und
  über eine Aktivierung der vegetativen Steuerungseinheiten z.B. als Erröten
  (kochen vor Wut), Erblassen, Schweißausbruch, Pupillenverengung, Herz-

klopfen etc. zum Ausdruck bringt (Abb. 25, s. S. 65). Die vegetativen Reafferenzen daraus kehren über das vegetative Wahrnehmungssystem als vegetatives Wahrnehmungsmuster ins Globalsystem zurück, wo dieses vom emotionalen System mit emotionaler Steigerung beantwortet werden kann. Dadurch steigt z.B. die Erwartungsspannung. Außerdem verlegen die Ortsdetektoren das vegetative Erleben der Emotionen in die entsprechenden vegetativen Organe wie z.B. ins Herz, wodurch die Emotionen nicht im Hirn, sondern im Herz, in der Brust, im Bauch, in den Knien etc erlebt werden.

Dauergrundstimmung. Dadurch, dass das emotionale Teilsystem ausschließlich auf Globalmuster anspricht und diese emotional bereichert, handelt es sich um ein Zweiwegsystem, das wegen seiner großen Ansprechbarkeit an der Dauergrundstimmung beteiligt ist. Wahrscheinlich enthält es sogar spontanaktive Neurone, die für eine optimale Daueransprechbarkeit sorgen.

Motivation. Emotion bedeutet zugleich Motivation, so dass man formelhaft sagen kann: Emotion = Motivation. Entsprechend entscheidet im Alltagsleben an erster Stelle die Emotion, was wir tun oder lassen. Wir tun vor allem das, was uns gefällt, was uns Spaß macht oder zumindest zu Spaß verhilft (Geld verdienen z.B.). Entsprechend geht es bei jeder Rehabilitation zunächst darum, das Kind emotional zu gewinnen. Kommt es gerne zur Rehabilitation, ist die Motivation zum Mitmachen da, steht die Türe zum Erfolg offen.

Aggression. Für die aggressiven Erlebnis- und Verhaltensmuster ist eine spezielle Neuronengruppe im emotionalen Teilsystem ausdifferenziert worden, die im unteren und vorderen Bereich des Schläfenhirnes liegt und Amygdala-Kerngruppe («Teufelchen»; Abb. 36) heißt. In dieser Gruppe sind Wut, Gehässigkeit, Feindseligkeit, Arglist, Aggressionsbereitschaft, Gemeinheit, Neid, Missgunst etc. lokalisiert. Diese Neurone reifen vor allem im 3. Lebensjahr aus (2. Trotzalter). In der Erziehung muss dem Kind geholfen werden, diese Gruppe unter Kontrolle zu bringen.

Phylogenese. Entwickelt hat sich dieses umfangreiche Teilsystem aus einem ursprünglichen Riechvermögen des Altgroßhirnes, was sich noch heute darin zeigt, dass angenehme Gerüche emotional faszinieren, während unangenehme mit Fluchtverhalten beantwortet werden. Auf dieser Basis hat der Einsatz von Duftnoten im Therapieraum (Aromatherapie) eine nicht zu unterschätzende Bedeutung.

Das Zusammenspiel mit der Globalintegration

Die Detektorneurone des emotionalen Teilsystems sind die ansprechfreudigsten Detektorneurone aller Teilsysteme und haben entsprechend auch den weitesten Ansprechbarkeitsbereich. Sie sprechen auf fast alle Muster der Globalintegration an, so dass es z.B. schwierig ist, bei einer Diskussion völlig emotionslos zu bleiben. Durch das Ansprechen des emotionalen Systems und das Zurückgeben der verarbeiteten Muster ins Globalsystem wird die Globalintegration emotional eingefärbt, z.B. freudig oder erschreckt. Entsprechend wird das emotionalisierte Globalmuster über das sensomotorische System motorisch und über das retikuläre System vegetativ ausgedrückt.

Stimmungskoordination (Empathie). Die emotionalen Detektorneurone sprechen leicht auf die Stimmungen der Mitwelt an, indem die Sinneswahrnehmungen in der Globalintegration bezüglich ihres Stimmungsgehaltes ins emotionale System kopiert werden. In ihm wird die eigene Emotionslage der Stimmung der anderen angeglichen. An die Globalintegration zurückgegeben, stimmen wir uns auf die Stimmung der anderen ein. Wir werden auch bedrückt, auch begeistert, auch zornig etc., was Stimmungskoordination bedeutet und Empathie heißt. Allerdings kann die Globalintegration die Übernahme der Emotionsmuster aus dem Teilsystem verweigern und damit so tun, als hätte das Teilsystem gar nicht erst angesprochen, z.B. als wären wir über eine Beleidigung keineswegs zornig oder als wären wir in einen Mitarbeiter bzw. eine Mitarbeiterin nicht verliebt.

Andererseits kann die Globalintegration dank ihrer Spontanität Emotionen mimen, die nicht aus dem Teilsystem stammen. Nur so ist es den Schauspielern möglich, Wut zu spielen, ohne tatsächlich wütend zu werden oder ein Verliebtsein darzustellen, ohne tatsächlich verliebt zu sein, obwohl ihnen diese Trennung manchmal schwerfällt.

Mathematisch lässt sich das Zusammenspiel, diese Wechselwirkung zwischen dem emotionalen Teilsystem und dem Globalsystem, durch folgende Formel ausdrücken

$$GM = etm \times (1 - S_{+1/-x}) + R.$$

GM = Globalmuster; etm = emotionales Muster des Teilsystems; R = alle übrigen globalintegrativen Aktivitätsmuster; $S_{+1/-x}$ = Schwellenbreite des Globalsystems gegenüber dem emotionalen Teilsystem zwischen +1 (maximale Positivschwelle = keine Übernahme von emotionalen Mustern) und −x (Negativschwelle = Aktivierung des Teilsystems bei maximal offener Schwelle) (siehe auch Abb. 29, S. 78):

Aktivitätsbereitschaft

Das Neugeborene kennt in erster Linie die Stimmungsschwankungen Behagen/Unbehagen, lässt aber beim Weinen und Schreien doch bereits Unterschiede erkennen. So setzt das Weinen bei Hunger langsam ein, bei Angst oder Schmerz aber abrupt und intensiv. Schon ab dem 1. Lebensmonat lässt sich eine

gewisse Grundstimmung erkennen, die für jedes Kind charakteristisch und individuell verschieden ist und, abgesehen von den möglichen spontanaktiven Neuronen im Teilsystem, zurückgeht auf
– das spontanaktive Erlebnisvermögen des Globalsystems
– relativ unspezifische Detektorneurone im Teilsystem
– die Ansteckbarkeit (Empathie).

Grundstimmung. Dank des ständig aktiven globalintegrativen Erlebnisvermögens und wahrscheinlich eigener spontanaktiver Neurone im emotionalen Teilsystem ist das emotionale Teilsystem bei seiner großen Ansprechbarkeit ebenfalls dauernd aktiv und mit seinen Mustern bei jedem einzelnen Kind auf seine Weise an der Grundstimmung beteiligt, z.B. vorherrschend fröhlich, zutraulich oder reserviert, vielleicht sogar ängstlich. Verändert sich diese Grundstimmung bleibend, erleben wir das Kind oder den Erwachsenen als verändert, als nicht mehr es/ihn selbst.

Emotionaler Beziehungskreis. Dank der schon beim Säugling großen Ansprechbarkeitsbreite des emotionalen Systems auf die wahrgenommene Umwelt stimmt er sich auf die Stimmung der Eltern ein. Bei den Erwachsenen wiederum lösen die kindlichen Proportionen und Lautäußerungen freudige Zuwendung aus, die sich über die visuelle und akustische Wahrnehmung des Kindes als Empathie überträgt und damit einen positiven emotionalen Beziehungskreis schließt.

Die Entwicklung beim Kind

Beim Neugeborenen ist das emotionale System unreif. Es bringt lediglich die einfachsten Muster zustande, nämlich die Muster des Behagens/Unbehagens wie die Angstmuster. Aus einem solchen Angstmuster heraus entsteht der Geburtsschrei, ein Urschrei, wie er später nur noch bei Panik emotional motiviert werden wird. Bei schwächeren Angstmustern schreit das Kind nicht, sondern weint.

Dem *Weinen* können verschiedene Motivationen zugrunde liegen. So z.B. Angst, Instinktmotivationen wie Hunger und Durst, Schmerzwahrnehmung mit aktiviertem Schmerzmeidinstinkt, Frustrationen und später auch Freude. Entsprechend hört sich das Weinen verschiedenartig an. Aufmerksame Mütter erkennen sofort, um was für ein Weinen es sich handelt. Es ist eine nonverbale limbische Kommunikation.

Das *Lächeln.* Mit 6 Wochen ist die emotionale Entwicklung bereits so weit fortgeschritten, dass das emotionale System ein erstes Lächeln als Ausdruck der Freude zustande bringt.
Die weitere Ausdifferenzierung bringt

– mit 9 Monaten vorwiegend das Fremdeln (Angstmuster als emotionale Reaktion auf die Wahrnehmung fremder Leute),
– mit 12 Monaten die vollständig entwickelte Eifersucht,
– mit 1 1/2 Jahren das Sich-Schämen, andererseits das Vollbild der Freude,
– mit 1 und mit 3 Jahren aggressive Muster im Leerlauf in Form des Trotzens,
– mit 3 Jahren Stolz auf Lob und Traurigsein auf Tadel,
– mit 5 Jahren Verbalisierung der verschiedenen emotionalen Stimmungen.

Emotionale Stabilität. Das Kind ist emotional noch recht instabil und schwankt zwischen Lust und Unlust, Freud und Leid, Fröhlichkeit und Trauer, Zornigsein und Liebsein, Zuneigung und Eifersucht etc.; man sagt treffend, bei ihm stecke das Lachen und Weinen im gleichen Sack. Erst nach dem 10. Lebensjahr bekommt es die emotionale Innenwelt langsam unter Kontrolle, d.h. es erlangt die Fähigkeit, die negativen Emotionen wie Aggression mit Hemmneuronen abzudämpfen und die positiven wie die Freude zu fördern, bis die Pubertät nochmals einen Strich durch die Rechnung macht.

Pflege der Emotionen

In die Globalintegration integriert, wird das emotionale Muster nicht nur erlebt, sondern auch in der Sprache und im Verhalten zum Ausdruck gebracht. Selbst das Denken wird emotional mitbestimmt. In der Freudenstimmung ist es wesentlich positiver als bei Angst. Um so wichtiger ist es, die Emotionalität zu pflegen.

Diese Pflege der Emotionalität erfolgt z.B. durch
– das Meiden unerfreulicher Informationen oder gar von Aggressionen, die immer Gegenaggressionen mit sich bringen,
– das Wechseln der Gruppe bei ungünstiger Gruppenzusammensetzung,
– das Meiden angstauslösender Stimmungsmache, wie sie häufig von den Medien betrieben wird,
– Fördern der Fröhlichkeit und des Lachens,
– ein wöchentliches geselliges Beisammensein mit Freunden («Fröhlichkeitsjogging»), ähnlich dem wöchentlichen Muskeljogging,
– das Pflegen eines musischen Hobbys, weil das emotionale Teilsystem besonders leicht auf musische Muster in der Globalintegration anspricht.

Störungen der Emotionalität

Den Störungsursachen nach unterscheidet man prinzipiell 3 Störungsgruppen:

– die organischen Schäden des emotionalen Teilsystems. Diese zumeist pränatal entstandenen Defekte oder Entwicklungsrückstände gehen stets mit einem Defizit der Leistungspräzision und damit der Stabilität dieses Systems einher. Die Kinder sind emotional labil, neigen zu unmotivierten Wutausbrüchen oder gar zu emotionalen Zusammenbrüchen mit Depression.

– die verarbeitungsbedingten neurotischen Störungen. Sie kommen durch eingeblendete Hemmneurone (z.B. wegen Misshandlung) zustande, die das System so sehr abblocken können, dass es zum Zusammenbruch kommt. Dies ist die häufigste Ursache der kindlichen Depression.

– die qualitativen Veränderungen. Es handelt sich hier um die inadäquaten Motivationen, z.B. das Reagieren mit Wut auf ein erfreuliches Ereignis bei den Psychopathien.

Depression

Bei der Depression ist das Leistungsvermögen des emotionalen Teilsystems zusammengebrochen, weil beim Kind zumeist widrige Umstände Hemmneurone aktivieren, die im Extremfall nur noch die einfachsten emotionalen Muster aufkommen lassen, nämlich die Angstmuster (Abb. 37). Man beobachtet dies z.B. bei Zerwürfnissen in der Familie mit Misshandlung der Mutter durch den Vater, bei Kindsvernachlässigung (emotionale und taktile Deprivation des Kindes), in bedrohlichen Umweltsituationen wie Hungersnot, Krieg etc. oder, am schlimmsten, bei Kindsmisshandlungen.

Depressionen wegen Mangels an Serotonin, dem Haupttransmitter im emotionalen Teilsystem, kommen zumeist erst im Erwachsenenalter, am häufigsten bei alten Menschen vor. In diesem Fall kann medikamentös z.B. der Serotoninabbau gehemmt und damit das Leistungsvermögen des Teilsystems wieder verbessert werden.

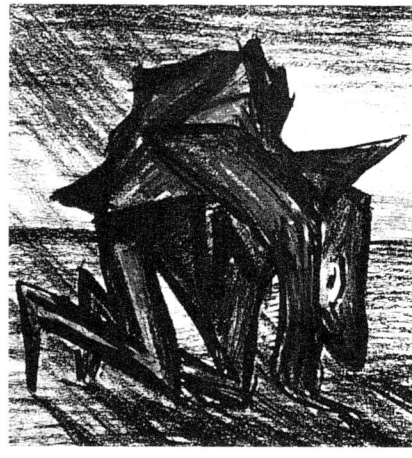

Abb. 37. Selbstdarstellung in der Depression.

Aggression

An den aggressiven Verhaltensstörungen ist die Amygdala-Kerngruppe stets beteiligt. Bei manchen Menschen ist die Anzahl dieser Neurone genetisch bedingt sehr hoch, bei anderen sind sie durch ein ungünstiges Soziotop ständig gefordert und dadurch zu stark entwickelt worden, so dass sie bereits auf Auslöser ansprechen, die im Normalfall kein aggressives Verhalten hervorrufen würden, z.B. Tadel oder Kritik. Viele Umweltsituationen sind auf diese Weise zu Aggressionsauslösern geworden. Oft ist die Ansprechbarkeitsschwelle neurotisch bedingt zu niedrig, so dass schon der schwächste Auslöser die Aggressionsneurone aktivieren kann.

Die Folgen dieser Überreizbarkeit sind beträchtlich, da sie zur Selbstisolation mit Frustration führen, die die Aggressionsbereitschaft ihrerseits weiter fördert (Teufelskreis). Deshalb muss alles versucht werden, um dem Kind zu helfen, seine Aggressionsbereitschaft einzudämmen.

Deprivationssyndrom

Das Deprivationssyndrom ist eine Verhaltensstörung, die entsteht, wenn das Kind von den Eltern nicht genügend Zuwendung bekommt, wenn es emotional sowie taktil vernachlässigt wird. Aber auch der lange Aufenthalt auf der Intensivstation nach der Geburt ist eine Deprivationssituation. Durch diese fehlende Zuwendung seitens der Eltern oder einer konstanten Ersatzperson bleiben nicht nur die entsprechenden Neuronenverbände für das Körperschema und die Emotionalität in ihrer Entwicklung zurück, sondern es kommt auch zu einem Überwiegen der sich entwickelnden Hemmneurone, so dass diese Kinder zunehmend zurückgezogen und teilnahmslos leben, im Extremfall nur noch «rumsitzen» und vor sich hin wippen (stereotype Bewegungsintentionen). Die Kontaktfreudigkeit erlahmt, es kommt sogar zur taktilen Abwehr. Damit bleibt die Entwicklung sämtlicher Hirnleistungen zurück. Dieses Syndrom kann nur durch intensive Zuwendung aufgefangen werden, worauf jedes Kind Anrecht hat.

Autismus

Beim Autismus werden nicht nur das emotionale Vermögen, sondern auch Wahrnehmung, Sprache und Sozialkontakte abgeblockt. Für den Überschuss an Hemmung ist höchstwahrscheinlich ein genetisches Fehlprogramm verantwortlich, aber sicher nicht, wie ursprünglich angenommen, ein Fehlverhalten der Eltern. Durch dieses Überwiegen der Hemmung kommt es auch zunehmend zu einem Abblocken des globalintegrativen Leistungsvermögens (Denken, Wollen, Erleben). Manchmal bleibt allerdings ein Fenster ausgespart, durch das sich ein Sonderinteresse, wie z.B. für Mathematik, voll entwickeln kann. Ist dies der Fall, rechnet das enthemmte mathematische Teilsystem viel schneller und autonom (z.B. 728 × 315, oder es weiß sofort die Anzahl der Stühle in einem Saal). Das Resultat im Globalsystem wird vom visuellen Kreativanteil des Lesesystems in die entsprechende Zahl umgeschrieben, die der Autist innerlich «sieht».

Viele dieser Kinder bleiben definitiv geschädigt, weil es mit den heutigen Möglichkeiten oft nicht gelingt, die Hemmung durch Aktivieren aller noch nicht gehemmter Neurone zu überspielen, geschweige denn, den Überschuss an Hemmung auszuschalten. Die abgeblockten Neuronenverbände entwickeln sich nicht weiter, z.T. sogar zurück.

Schizophrenie

Die Schizophrenie mit sprunghafter, uneinfühlbarer Emotionalität (wie hinter einer Glasscheibe) kommt vor der Pubertät kaum vor. Sie stellt ein Gespaltensein des eigenen Ichs dar, das zum Glück mit Neuroleptika einigermaßen abgedämpft werden kann, so dass sich diese Patienten mehr oder weniger befriedigend als einheitliche Persönlichkeit erleben und entwickeln können.

Rehabilitation

Beratung. Weil die Emotionen für die Motivation von entscheidender Bedeutung sind, nimmt ihre «Pflege» und vor allem die Behandlung oder Mitbehandlung der emotionalen Störungen den höchsten Stellenwert ein. Wichtig für das Kind ist in erster Linie eine vermehrte emotionale Zuwendung, auch mit taktilem Kontakt (Geborgenheit) von Seiten der Eltern. Deshalb wird man versuchen, ihnen in Beratungsgesprächen Zuwendungsmöglichkeiten aufzuzeigen, z.B. eine Betreuung des Kindes jeweils einen halben Tag durch den Vater und einen halben Tag durch die Mutter.

Therapieraum. Wichtig ist ein heller, freundlicher Raum mit verschiedenen Spielmöglichkeiten, Musikinstrumenten, mit der Möglichkeit zu malen und mit einer guten Duftnote (Aromatherapie), die gegebenenfalls vom Kind selbst ausgewählt werden kann.

Empathie. Nicht zu unterschätzen ist die positive Emotion der Therapeuten, da die Emotionen sofort übernommen und reflektiert werden.

Musiktherapie. Gezielt verfeinert wird das emotionale Vermögen durch die musischen Therapiemöglichkeiten. In der Musiktherapie erlebt sich das Kind in seiner Stimmung über den Hörsinn unter Umständen erstmals selbst, weil das Musikinstrument zurückgibt, was das Kind von sich gegeben hat. Leise, zarte Töne oder harte, laute, schrille Töne etc. Das Kind hört seine Emotionalität und korrigiert sie im Zusammenspiel mit dem Therapeuten. Später wird diese Dosierbarkeit der Emotionalität im Zusammenspiel mehrerer Instrumente in der Gruppe zur Anpassungsfähigkeit in der Gruppe und damit zur Gruppenfähigkeit weiter ausgebaut. Das Kind lernt, seine Emotionen in die Gruppe einzubauen. Beim Musizieren stört das Kind die Gruppe nicht, sondern fördert sie sogar.

Die *Maltherapie* gibt dem noch nicht sprachgewandten Kind die Möglichkeit, seine Emotionen darzustellen; es malt sich sozusagen seine Stimmungen von der Seele, was einen tiefen Einblick in sein innerseelisches Geschehen erlaubt.

Im *Wettkampfspiel* werden gezielt jene Spiele, vor allem auch Gruppenspiele eingesetzt, die es dem Kind erlauben, seine Aggressionsbereitschaft zunehmend abzubauen (zu hemmen) und seine Toleranz dem Verlieren gegenüber zu steigern.

Desensibilisierung. Emotionale Auslöser, auf die das Kind mit Angst oder Wut reagiert, sollen bei Bedarf nur sehr vorsichtig und unterschwellig angeboten werden, damit sich das Kind daran gewöhnt (Adaptation) und die Auslöser auf diese Weise entwertet.

Lernförderung. Bei Schulschwierigkeiten wegen Lernblockaden (durch aktivierte Hemmneurone) muss primär die Anstrengung belohnt werden. Der Erfolg belohnt dann von selber.

Zusammenfassung

Das emotionale Teilsystem ist das größte Teilsystem und liegt im Altgroßhirn, das sich nach dem Gesetz der Wechselwirkung an praktisch allen globalintegrativen Erlebnismustern des Globalsystems beteiligt. Die einfachsten Muster sind die Angstmuster, die auch dann noch vorhanden sind, wenn das System wegen aktivierter Hemmneurone oder aber im späteren Alter wegen Serotoninmangels zusammenbricht. Es resultiert die Depression. Unter den Störungen der Emotionalität fallen besonders häufig eine große Labilität und die Neigung zu Aggressionen sowie zu depressiven Verstimmungen auf.

Summary

The largest subsystem of the integrator is the emotional system, located in the old limbic part of the brain. According to the law of interaction it is involved into all global integrating activities of the global system. The simplest emotional patterns are the patterns of fear, which are still present even when the system collapses due to activated inhibiting neurons or due to the lack of serotonin in old age. The collapse of the system results in depression. The most common defects of emotionality are high lability, aggressive behaviour and a depressive mood.

Die musischen Fähigkeiten

Zu den «sympathischsten» Leistungsvermögen des Integrators gehören die Vermögen, Musisches zu erleben und Musisches zu schaffen. Es handelt sich hierbei um eine nonverbale Kommunikation über verschiedene Sinneseingänge (Abb. 38):
– Sehsinn für die gestaltenden Künste (Zeichnen/Malen, Bildhauerei, Architektur)
– Hörsinn für die Musik
– Kinästhesie für die Sensomotorik beim Kunstturnen, Ballett, Akrobatik
– Geruchssinn für das musische Dufterleben in Kombination mit dem Geschmack für die Kochkunst.

Ein spezielles musisches Teilsystem zur Verstärkung des musischen Erlebens und Schaffens gibt es aber nur für die globalintegrativen musischen Seh- und Hörmuster. Die anderen Sinneseindrücke werden ausschließlich globalintegrativ und ohne Verstärkung durch ein Teilsystem musisch erlebt.

Aufbau. Die musischen Teilsysteme bestehen aus einem
– rezeptiven und einem
– kreativen Anteil.

Das musische Schaffen hingegen wird über das sensomotorische Teilsystem ausgeführt.

Die musischen Teilsysteme für das vertiefte Erleben und Schaffen von künstlerischem Gestalten (Malen) und von Musik mit Schwerpunkt in der rechten Hemisphäre (beim Rechtshänder) liegen den verbalen Kommunikationssystemen der linken Hemisphäre gegenüber (s. Abb. 39) und verstärken das Globalmuster des Globalsystems (Formel s. S. 106).

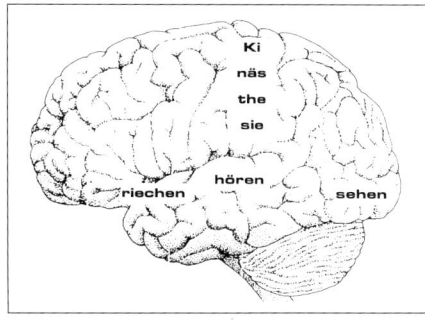

Abb. 38. Die sensiblen Eingänge für die musische Umweltwahrnehmung.

Die gestaltenden Künste

Die gestaltenden Künste werden über den Sehsinn wahrgenommen, kreativ ausgebaut und unter Sehkontrolle sensomotorisch zur Darstellung gebracht. Dass sie einen so hohen Stellenwert im Alltag des Menschen erlangt haben, geht auf das Teilsystem (Abb. 39) zurück, das dieses musische Erleben und Schaffen vertieft. Es liegt beim Rechtshänder schwerpunktmäßig in der nichtdominanten rechten Hemisphäre, dem Schriftsystem gegenüber und gliedert sich in 2 Anteile, die aber eine rezeptiv-kreative (RK-)Einheit bilden:
– ein rezeptiver Anteil für das Kunsterleben
– ein kreativer Anteil, um selber Kunst zu schaffen.

Der *rezeptive Anteil* kopiert mit seinen Detektorneuronen diejenigen visuell wahrgenommenen Muster aus dem Globalsystem, die globalintegrativ musisch erlebt werden. Sie werden in diesem Anteil musisch noch weiter ausgebaut und mit früheren Erinnerungen ergänzt, bevor sie wieder an das Globalsystem zurückgegeben werden (Gesetz der Wechselwirkung zwischen Teilsystem und Globalsystem). Bei vorhandenen früheren Erinnerungen werden die früher wahrgenommenen und erlebten Kunstwerke globalintegrativ wiedererkannt.

Der *kreative Anteil* ist der halbspezialisierte Globalsystemanteil im gleichen Bereich wie der Rezeptivanteil, aber nicht in der gleichen Zellschicht (Abb. 27., s. S. 74). Er ist die eigentliche kunstschaffende Instanz, sei es durch den Aufruf mit Wiedergabe früher schon einmal gesehener Werke (kopieren), sei es durch das kreative Schaffen von Neuem. Seine Leistungen sind örtlich entstandene und sich ausbauende Globalleistungen.

Expressiv werden die kreativen Pläne über die Sensomotorik (Körpermotorik) realisiert. Die sensomotorische RK-Einheit spricht auf den geschaffenen musischen Plan im Globalsystem an, um ihn gleichsam als musischen Willensakt motorikgerecht umzuschreiben (der Kreativanteil ruft passende Bewegungsmuster (die für jeden Künstler spezifisch sind) aus dem Rezeptivanteil auf oder kreiert neue), damit er in der Außenwelt verwirklicht und nicht nur in der eige-

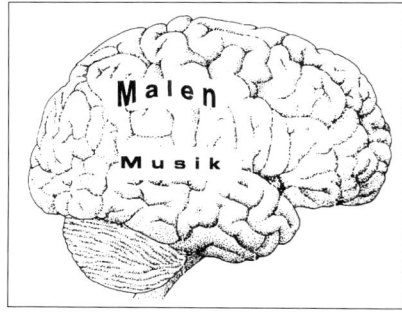

Abb. 39. Die beiden musischen Teilsysteme im hinteren Anteil der rechten Hemisphäre (beim Rechtshänder).

nen Innenschau des Künstlers genossen wird. Nachdem der Plan im Globalsystem den Utensilien angepasst wurde (antizipierter musischer Ausführungsplan), kopiert der Expressivanteil die sensomotorische Struktur des Planes und
baut ihn motorikgerecht um. Über die beidseitige Extrapyramidalmotorik und
Pyramidenbahn gelangt der Plan als Tonemmuster mit Kinemmusterfolgen zu
den Händen, durch die das Kunstwerk realisiert wird.

Reafferent kommen kinästhetische und visuelle Rückmeldungen ins Globalsystem, die vom sensomotorischen, visuellen und, bezüglich des musischen
Gehalts, auch vom musischen Rezeptivanteil herauskopiert und abgelegt werden. Es entstehen so in gleicher Weise wie beim Spielen eines Musikinstrumentes oder beim Singen vernetzte Tripelengramme.

Kunst und Kollektiv. Oft finden Kunstwerke erst nach dem Tod des Künstlers Anklang (z.B. Cézanne, Rousseau). Diese waren in ihrem musischen Erleben der Zeit voraus; alle innovativen Künstler hoffen, dass sich das musische
Kollektiverleben in Richtung ihrer Werke entwickelt.

Die Musik

In allen Kulturen intensiv gepflegt wird die Musik als die akustisch-nonver-
bale Kommunikation einer «musisch durchgeistigten» Stimmung (Freude,
Liebe, Erschaudern). In Form freien Singens wird Musik auch gerne vom
Kleinkind hervorgebracht. Die Musik ist, wie die gestaltenden Künste, ein globalintegratives Vermögen, das über ein zusätzliches Teilsystem verstärkt worden
ist.

Das Teilsystem liegt, analog dem gestaltenden, schwerpunktmäßig in der
nichtdominanten Hemisphäre (Abb. 39) dem Sprachsystem gegenüber und
besteht aus dem
– rezeptiven Anteil für das Musikerleben und dem
– kreativen Anteil für das Musikmachen.

Der *rezeptive Anteil* spricht auf globalintegrativ musisch erlebte Klangfolgen
an, um diese weiter auszubauen und gegebenenfalls mit früher schon mal Erlebtem zu ergänzen. Nach Rückgabe an das Globalsystem werden diese Muster
musisch vertieft erlebt und gegebenenfalls wiedererkannt. Dank der heutigen
technischen Möglichkeiten können wir jederzeit Musik hören, was die Gefahr in
sich birgt, die eigene Kreativität zu vernachlässigen.

Durch den *kreativen Anteil* (den Globalsystemanteil im akustisch-musischen Teilsystem mit besonders spezialisierten Neuronen) werden Melodien aus
dem Rezeptivanteil ins Globalsystem hinein aufgerufen (wiedergeben). Daher
bildet der Kreativanteil mit dem rezeptiven zusammen eine musische RK-Einheit. Finden sich keine passenden Melodien, kreiert dieser Anteil im Zusammenspiel mit dem ganzen Globalsystem neue (komponieren, improvisieren).

Im Globalsystem wiederum erfolgt die Anpassung an die Umstände (Lautstärke, Stimmhöhe, Stimmung etc.), die Melodie wird antizipiert. Hier hinein gehört auch das Interpretieren.

Expressiv kommen auch hier die Sensomotorik und/oder das Sprechsystem (mit den sprachakustischen und sprechsensomotorischen Engrammen) zum Einsatz. Um die kreativ ausgebaute oder neu erfundene Melodie instrumental zum Erklingen zu bringen, greift der Kreativanteil der Sensomotorik das musische Muster aus dem Globalsystem auf und sucht im Rezeptivanteil einen entsprechenden sensomotorischen Plan oder schafft einen neuen, wenn er keinen findet. In die Globalintegration übernommen, wird das sensomotorisch umgebaute musische Muster vom sensomotorischen Expressivanteil kopiert und als Instrumentenspiel ausgedrückt. Analog dazu funktioniert das Realisieren des Singens über das Sprachsystem.

Dichtkunst. Eine Sonderform für Musikalität in Kombination mit der Sprache stellt die Dichtkunst dar. Hier werden durch das Zusammenspiel des akustisch-musischen mit dem akustisch-verbalen Kreativanteil (die sich über das Globalsystem kombinieren) die einzelnen Worte und Wortfolgen zur Sprachmelodik (Prosodie).

Besonders wichtig ist die verbale Musikalität im Textbuch für Lieder, Singspiele, Opern, Operetten etc., während die Musikalität in Prosatexten einen geringeren Stellenwert einnimmt, aber dennoch bereits in der Alltagssprache als Sprachmelodik mitspielt. Wird zusätzlich zum Singen ein Musikinstrument (z.B. eine Gitarre) gespielt, sind 3 Teilsysteme im Einsatz: das akustisch-musische, das sensomotorische und das Sprachsystem.

Sensomotorik, Geruch und Geschmack

Die kunstvollen Bewegungen, feinen Düfte und erlesenen Gerichte werden ausschließlich globalintegrativ musisch erlebt, ohne dass sich hierfür ein speziell verstärkendes Teilsystem entwickelt hätte.

Zusammenspiel mit den Emotionen

Musische Muster im Globalsystem werden vom emotionalen System (Abb. 36, s. S. 116) besonders leicht kopiert und emotional bearbeitet. Sind die musischen Erlebnismuster erhabene, positive Muster, fördern sie die positiven Emotionen und damit die Freude. Umgekehrt übernehmen auch die musischen Systeme emotionale Muster, um sie musisch zu veredeln.

Bedeutung für die Rehabilitation. Die emotionale Grundstimmung ist für die Motivation entscheidend; was dem Kind Freude bereitet, macht es gern. Deshalb muss es Ziel der Rehabilitation sein, die Freude zu fördern, zumal sich das Auftrainieren geschädigter Systeme frustrierend auswirkt. Hierbei ist das Miteinbeziehen musischer Therapien besonders hilfreich.

Störungen des musischen Erlebens

Die Störungen des musischen Erlebens können sich auf 2 Ebenen abspielen:
– Erlebensstörung des Globalsystems mit entsprechender Abnahme und Wegfall des Begeisterungsvermögens (POS)
– Störungen der musischen Teilsysteme (Dysmusie).

POS. Ist das Globalsystem organisch gestört (dazu kommen oft auch noch Teilsystemstörungen), liegt ein POS vor (dementielles Syndrom), bei dem neben dem Erleben immer auch das Denken und das zielausgerichtete Wollen mitgestört sind, allerdings verschieden stark ausgeprägt. Ist vor allem das Erlebnisvermögen eingeschränkt, gilt es, dieses über die beiden musischen Teilsysteme sowie über das globalintegrative musische Erleben von eleganten Bewegungen in Gymnastik, Aerobic und Tanz und von feinen Düften zu fördern.

Dysmusie. Sind die beiden musischen Teilsysteme gestört, spricht man von der Dysmusie. Die Kinder bleiben über das 3. Lebensjahr hinaus arhythmisch und amelodisch, ferner über das 4. hinaus im Stadium der Knäuelzeichnung und über das 7. beim Kopffüßler, wenn sie dieses Stadium überhaupt erreichen.

Bei solchen Störungen können diese Teilsysteme nicht zur Therapie anderer Störungen wie der Wahrnehmungs-, Globalleistungs-, emotionalen oder Verhaltensstörungen herangezogen werden. Sie sollten aber trotzdem gefördert werden, allein schon deshalb, weil sie wie kein anderes Teilsystem zur positiven Förderung und Stabilisierung der Emotionalität beitragen. Auch bedeutet ihr Verlust eine schwerwiegende Einschränkung der Erlebniswelt.

Dyspraxie. Die Störung des musischen Ausführens liegt in erster Linie in einer Störung des sensomotorischen Systems in Form einer Dyspraxie (oder beim Singen in Form einer Dysphasie); in gewissen modernen Kunstwerken kann diese nicht von einer bewusst gewollten Ungeschicklichkeit unterschieden werden.

Rehabilitation

Leider wird noch immer ein zu einseitiges Gewicht auf die kognitiven Fähigkeiten gelegt, während Störungen der musischen oft nicht beachtet werden; und dies, obwohl die musischen Fähigkeiten darüber mitentscheiden, wie das Kind mit seinen Störungen, vor allem den Reststörungen, die auch bei bester Rehabilitation zurückbleiben, fertig wird.

Kunsttherapie. Demgegenüber werden die intakten musischen Fähigkeiten für die Therapie aller anderen zerebralen Leistungsstörungen herangezogen, da sie besser als die anderen Fähigkeiten imstande sind, die Emotionalität und damit die Motivation zu fördern. Es handelt sich um die verschiedenen Formen der Kunsttherapie. Eingesetzt werden die

– Gestaltungstherapie
– Musiktherapie
– Tanztherapie
– Literaturtherapie
– Aromatherapie.

Die Gestaltungstherapie

Die Gestaltungstherapie (zeichnen, malen, gestalten) fördert vor allem
– die visuelle und propriozeptive Wahrnehmung
– das geistige Leistungsvermögen
– die Feinmotorik
– die Emotionalität
– bei den Therapeuten das Verständnis für die Probleme des Kindes.

Visuelle und propriozeptive Wahrnehmung. Während vor allem beim Zeichnen und Malen die Augen zunächst in ihrem Beobachtungsvermögen geschärft werden und dadurch das visuelle Raumschema besser strukturiert wird, schicken die gestaltenden (z.B. zeichnenden, malenden) Hände kinästhetische Reafferenzen ins Globalsystem und weiter in den Rezeptivanteil der Sensomotorik zurück, die um so feiner werden, je feiner das Kind gestalterisch arbeitet (z.B. Miniaturmalerei). Der Homunkulus wird feingliedrig.

Das geistige Leistungsvermögen. Das gestaltende Kind setzt sich mit seiner eigenen Kreativität und damit mit sich selbst auseinander; dies bedeutet reflexives Geschehen und somit Integration der Integratoreigenleistungen. Aus dieser Selbstintegration wiederum entspringt das Vermögen zu denken, zu erleben und zu wollen.

Die Feinmotorik. Vor allem das Zeichnen verlangt der Hand feinste Bewegungen ab, wodurch die Feinmotorik außerordentlich gefördert wird. Umgekehrt zeigt das Zeichnen den Grad der Feinmotorik an.

Emotionalität. Durch Aufmunterung und Lob von seiten des Therapeuten entwickelt das Kind Freude an seinem Gestalten; vielleicht erntet es zum ersten Mal in seinem Leben Lob statt immer nur Schelte. Dadurch wird es emotional stabiler und belastbarer. Kommt es dennoch einmal zu einem Wutausbruch, richtet sich dieser auf das Werk und nicht auf den Therapeuten.

Für die Psychotherapeuten bringt die Zeichen- und Maltherapie einen interessanten Nebeneffekt. Lassen sie das Kind z.B. die in Tiere verzauberten Familienmitglieder darstellen, können die erkennen, welchen Stellenwert das Kind in der Familie hat (vielleicht ist das Kind ein Wurm und die Mutter ein Krokodil; oder die Mutter ist ein Pinguin und das Kind der kleine Pinguin, der Vater aber der Elefant etc.).

Die Musiktherapie

In der Rehabilitation aller zerebralen Schäden und Störungen hat die Musik einen hohen Stellenwert, zumal sie schon sehr früh, schon vor dem 1. Lebensjahr, in Form einer Auseinandersetzung mit dem Musikinstrument eingesetzt werden kann und das Kind neugierig darauf reagiert. Es ist eine «Therapie durch Faszination». Sie fördert
– die Wahrnehmung
– die Emotionalität
– das geistige Leistungsvermögen
– die Sprache
– die Sensomotorik
– das Sozialverhalten
– den Ausgleich der vegetativen Funktionen.
Bezüglich der *Wahrnehmung* werden vor allem der akustische, optische, taktile und kinästhetische Sinn gefördert, wodurch auch das Körper-im-Raum-Schema eine Verbesserung erfährt.

Die *Emotionalität* wird auf Freude umgestimmt. Dadurch wird das Kind motivierter, was sich auch auf das Spielen und die Rehabilitation auswirkt.

Die geistigen Leistungsvermögen umfassen die *Globalleistungen* Denken, Erleben und Wollen. Sie sind Leistungen des Globalsystems. Dank der angehobenen Emotionen werden sie stark gefördert, erst recht, wenn die Melodien mit Erlebnissen aus dem Alltag verbunden werden: z.B. wenn dem Kind gezeigt wird, wie das Fallen von Regentropfen durch das Anschlagen des Metallophons dargestellt werden kann oder wenn der Triangel als zitterndes Licht der Morgensonne erklingt oder die Bongotrommel wie der Donner kracht.

Die *Sprache* und die *Sensomotorik* werden vor allem durch die Rhythmik der Musik und des Singens fließend und geschmeidig. Dazu klatscht das singende Kind in die Hände oder setzt den Rhythmus in Tanzen um. Auch verbessert das Singen die Sprachmelodik, die ja den beharrlichen oder fragenden Ton, das Traurigsein oder das Fröhlichsein etc. festhält. Beim Spielen eines Musikinstrumentes wird überdies die Feinmotorik gefördert.

Selbst das *Sozialverhalten* wird durch das Zusammenspiel in der Gruppe gefördert, zumal jedes Kind mit seinem Instrument einen wichtigen Stellenwert im Kinderorchester einnimmt und auch Soloeinlagen spielen soll. Es tritt so mit seinem Ich aus der Gruppe heraus und integriert sich wieder ins Gruppen-Wir.

Die *vegetativen Funktionen* schließlich werden über das retikuläre System (Abb. 25, s. S. 65) koordiniert und gesteuert, das als integratives Teilsystem den Rhythmus der Musik aus dem Globalsystem kopiert und an die vegetativen Einheiten für die Atmung, den Kreislauf, die Verdauung, die Hormonsteuerung etc. weiterleitet. Dadurch werden diese Einheiten, abhängig von der Musik, beruhigt, rhythmisiert oder angeregt und der Musik angepasst.

Tanztherapie
Ausschließlich globalintegrativ musisch erlebt wird der Tanz in allen seinen Ausgestaltungen bis hin zum Ballett. Weil hier die Musik eine entscheidende Rolle spielt, wird diese Therapieart in die Musiktherapie eingebaut. Überdies unterstützt sie die motorischen Therapiemöglichkeiten wie z.B. die Heilgymnastik wesentlich.

Die Literaturtherapie
Beim Kind mit psychischen Störungen hilft im Schulalter auch die Literatur, sei es als
– Lesetherapie
– Schreibtherapie oder
– beides.
Das Kind führt ein einfaches Tagebuch, das in der Therapiestunde besprochen wird. Um gleichzeitig einen musischen Effekt zu erzielen, soll es abschließend zwei Verse schreiben. Günstig ist es auch, Träume kurz festzuhalten. Der Traum ist der «Königsweg» in die Welt des Unbewussten.
Musisch fördernd ist das Lesen kindergerechter Texte wie «Der kleine Prinz» von Antoine de Saint-Exupéry, was mithilft, ein besseres Verständnis und verfeinertes Gefühl für Mensch und Natur zu entwickeln.

Die Aromatherapie
Ein rein globalintegratives musisches Erleben ohne Teilsystemverstärkung stellt das musische Erleben der Düfte dar. Feine Düfte und Duftkombinationen im Therapieraum kosten (fast) nichts und fördern die positiven Emotionen. Das Kind hat Freude am Duft, besonders wenn es ihn selbst aussuchen darf. Dadurch wird von Anfang an die Motivation verbessert. Wenn das Kind eine versteckte Duftmarke suchen darf, wird der Raumschemawert des Duftes erhöht.
Durch das Hinzunehmen der musischen Möglichkeiten wird die Rehabilitation selbst musisch.

Zusammenfassung

Für die nonverbale musische Kommunikation sind ebenso viele Teilleistungsneurone vorhanden wie für die verbale, und zwar vorherrschend rechtshemisphärisch (beim Rechtshänder, der Sprachorganisation gegenüberliegend) für die Musik und – der Schriftorganisation gegenüberliegend – für das Zeichnen/Malen. Diese beiden Teilsysteme verstärken und vertiefen in besonders engem Zusammengehen mit dem Globalsystem das musische Erleben und sind für das musische Schaffen, das sich über das sensomotorische System realisiert, unentbehrlich. Das musische Erleben der Sensomotorik (Ballett, Akrobatik) und von Geruch und Geschmack (Festessen) hingegen sind ausschließlich Leistungen des Globalsystems. Störungen der musischen Fähigkeiten (Dysmusie) reduzieren die Lebensqualität und Motivation beträchtlich, weshalb ihrer Rehabilitation mehr Beachtung geschenkt werden sollte. Umgekehrt können alle anderen Störungen des zerebralen Leistungsvermögens durch das Einbeziehen der musischen Fähigkeiten in den Rehabilitationsplan gefördert werden (Zeichen- und Maltherapie, Musik-, Tanz-, Literatur-, Aromatherapie).

Summary

For the nonverbal artistic communication (e.g. music and drawing/painting) as many neurons exist as for the verbal one. Disorders of these neurons reduce the quality of life and motivation, for which reason rehabilitation is important. On the other hand, all other disorders of the brain improve when artistic abilities are included into the rehabilitation (music, drawing, painting, dancing, biblio- and aroma therapy).

Plastizität des Nervensystems

Von Nelson Annunciato, redigiert von Gino Gschwend

Neuroplastizität im intakten Nervensystem

Plastische Prozesse des Nervensystems spielen nicht nur bei pathologischen Zuständen, sondern auch bei normalem Funktionieren des Nervensystems eine bedeutende Rolle. So findet ein lebenslänglicher «Aus- und
Umbau» der Nervenzellverbindungen statt, weil ständig diejenigen Neurone
kompensiert werden müssen, die ab dem 30. Lebensjahr täglich abgebaut werden. Dieser Abbau nimmt allerdings erst im höheren Alter merklich zu und hat
bis zum 80. Lebensjahr etwa 20% der ca. 100 Milliarden Neurone ausgeschaltet.
Das Neugeborene hingegen hat sogar ungefähr 50% mehr Neurone als der
junge Erwachsene, verliert sie aber im Verlaufe der Entwicklung bis zum 20.
Lebensjahr. Von diesem Aspekt her gesehen erscheint der Erwachsene als
Minusvariante des Kindes, die sich dafür durch eine Selektion mit Aussprossung neuer Nervenverbindungen optimal an die Umwelt angepasst hat (struktu-
rierte Anpassung).

Epigenetische Faktoren. Die Bildung vieler dieser Nervenzellverbindungen
geht nicht auf ein genetisches Programm der aussprossenden Neurone zurück,
sondern hängt von Umgebungsbedingungen ab. Man spricht hier von der anre-
gungsabhängigen Reifung.

Lernprozess. Ein weiterer plastischer Prozess bei einem gesunden Organis-
mus kann als «Lernprozess» verstanden werden, wobei sowohl das unbewusste
Lernen (z.B. für das unbewusste neuro-muskuläre Gedächtnis) als auch das
bewusste (bewusst programmierbares und abrufbares Gedächtnis) in Frage
kommen. Beide Prozesse beruhen auf ähnlichen physiologischen Mechanismen
(z.B. Synapsensprossung) und bilden die Grundlage für
– ein lebenslänglich angepasstes, normales Funktionieren des Nervensystems
– die Rehabilitation nach einer Schädigung.

Durch die Zunahme der Synapsen nimmt auch das Gedächtnisvermögen
zu. Dadurch werden z.B. eingeübte Bewegungsmuster, aber auch Worte oder
Wahrnehmungen verstärkt abgesichert und leichter wieder abrufbar.

Bedeutung der Sinne. Was diese Neuroplastizitätsprozesse besonders in-
teressant macht ist die Tatsache, dass sie über die Sinne angeregt werden, was
erzieherisch und rehabilitatorisch genutzt wird.

Neuroplastizität im geschädigten Nervensystem

Neuronennetze. Nach Beendigung der individuellen Neuronenteilung bei der Geburt entstehen praktisch keine neuen Nervenzellen mehr – im Gegenteil. Aber die aktiven Neurone entwickeln ihre Fortsätze für vielfältige Verbindungen – durchschnittlich bis 10 000 –, die sich zu einem komplexen Netz aus Einzelneuronen verweben. Jede Schädigung bedeutet daher Abänderung der ursprünglichen Netzstruktur, die durch Regeneration und Reorganisation repariert bzw. zumindest kompensiert werden muss.
Reorganisation gibt es im
– mikroskopischen Bereich
– makroskopischen Bereich.

Reorganisation im mikroskopischen Bereich
Die Möglichkeiten der Reorganisation im mikroskopischen Bereich sind
– Erholung der synaptischen Wirksamkeit
– synaptische Übereffektivität
– synaptische Überempfindlichkeit
– Fortbestehen der embryonalen Überinnervation
– Aktivierung der schlafenden Synapsen.
　　Erholung der synaptischen Wirksamkeit. Nach einem vaskulären Ereignis, Trauma oder chirurgischen Eingriff am Nervensystem werden viele Synapsen inaktiv, weil sie nahe der Schädigungszone liegen und durch das perifokale Ödem geschädigt werden. Innerhalb von 1 bis 2 Wochen tritt dort, wo das Ödem zurückgeht, eine Wiederaufnahme z.B. der Wahrnehmungs-, Bewegungs- oder Erkennungsfunktion ein.
　　Synaptische Übereffektivität. Sind einige Äste eines Axons durchtrennt worden, werden sämtliche im Zellkörper produzierten neuroaktiven Substanzen (Neurotransmitter, Neuromodulatoren) zu den restlichen intakt gebliebenen Synapsen transportiert, wodurch dort die Konzentration dieser Substanzen erhöht und damit der Aktivitätseffekt gesteigert wird. Als interessantes Beispiel sei hier der teildenervierte Skelettmuskel erwähnt, bei dem die verbliebenen intakten myo-neuralen Verbindungen (motorische Endplatten) wesentlich mehr Acetylcholin zugeführt bekommen, was eine Steigerung der synaptischen Wirksamkeit bedeutet.
　　Synaptische Überempfindlichkeit. Wenn eine Synapse degeneriert, erhöhen als Kompensation dazu die Rezeptoren auf der verbliebenen postsynaptischen Membran des Zielneurons ihre Ansprechbarkeit. Diese Rezeptoren reagieren jetzt bereits auf kleinste Konzentrationen von neuroaktiven Substanzen (upregulation), die von benachbarten Synapsen ausgeschüttet oder als Medikament gegeben werden. Auch kann die Anzahl dieser Rezeptoren erhöht werden. Ein

klassisches Beispiel hierfür ist die beim Parkinson-Syndrom erfolgende Sensibilitätssteigerung der cholinergen Neurone auf Dopamin mit jetzt erhöht ansprechbaren und überdies vermehrt vorhandenen Dopaminrezeptoren als Reaktion auf die Zerstörung vieler dopaminerger Neurone.

Fortbestehen der embryonalen Überinnervation (Abb. 40). Das Nervensystem sämtlicher Säugetiere besitzt während der embryonalen Entwicklung eine hohe Anzahl von Nervenzellen; man schätzt, dass diese Anzahl während der Entwicklung um 50 bis 60% höher liegt als im erwachsenen Individuum. Nur jene Zellen, die zu einer bestimmten Zeit geeignete Verbindungen herstellen und aktiv bleiben, können überleben, während andere, die keine Funktion mehr haben, absterben.

Einige Neurone können jedoch funktionsfähig bleiben und sich damit am Leben erhalten, obwohl sie normalerweise abgebaut würden. Eines der faszinierendsten Beispiele hierfür wurde von Levay und Mitarbeitern an Affen beschrieben (1980). Die Sinnesdetektorneurone (Analyseneurone) des visuellen Kortex gruppieren sich zu verschiedenen Säulen (Kolumnen). Jede einzelne dieser Säulen bekommt ihre Information aus nur einem der beiden Augen. 6 Wochen nach der Geburt hat sich bereits eine Dominanz des einen Auges mit speziell dichtem Fasergeflecht in den Detektorsäulen für dieses Auge herausgebildet. Werden vor Ende der 3. Woche jedoch die Lider des einen Auges zugenäht, erscheinen in der 6. Woche die dominierenden Säulen des sehenden Auges doppelt so dicht, während die Dichte der Säulen des verdeckten Auges um die Hälfte zurückgegangen ist. Diese Zunahme der Faserdichte wird nicht durch das Aussprossen neuer Fasern erklärt, sondern durch das Fortbestehen von Fasern, welche im Normalfall degeneriert wären.

Diese Beobachtung liefert uns Hinweise auf die Behandlung von Kindern, die schon seit der Geburt eine einseitige Sehschwäche (Amblyopie) aufweisen. Da die Bildanalyse des nicht dominierenden Auges abgebaut würde, wird zeit-

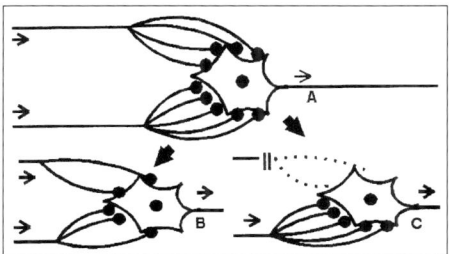

Abb. 40. Fortbestehen der Überinnervation A = normales Muster während der embryonalen Entwicklung; B = Anordnung des normalen Nervensystems beim Erwachsenen; C = teilweise Deinnervation mit Fortbestehen der embryonalen Überinnervation als Kompensation (nach Fitzgerald 1985).

weise das dominierende Auge zugedeckt, um eine normale Entwicklung der Detektorsäulen des anderen Auges zu erzwingen. Allerdings muss das dominierende Auge in regelmäßigen Zeitabständen aufgedeckt werden, damit sich auch seine Säulen angemessen entwickeln können.

Aktivierung der schlafenden Synapsen. Viele Teile des Nervensystems besitzen aus morphologischer Sicht Synapsen, die unter physiologischen Bedingungen inaktiv erscheinen. Diese Synapsen üben ihre funktionellen Aktivitäten nur unter bestimmten Bedingungen aus. So werden sie z.B. aktiv, wenn sie in der Randzone eines verletzten Hirnareales liegen. Die Folge ist eine beachtliche Erholung der geschädigten Funktion, z.B. einer Lähmung. Wird nun aber auch diese Randzone zerstört, gibt es keine Erholung mehr. Wir schließen daraus, dass das Nervensystem in diesen Synapsen die Möglichkeit hat, Verbindungen zu verstärken, die bis zu diesem Zeitpunkt wenig genutzt wurden.

Reorganisation im makroskopischen Bereich
Im makroskopischen Bereich liegen die Möglichkeiten der
– regenerativen und kollateralen Aussprossung und der
– Anpassung.

Regenerative und kollaterale Aussprossung im zentralen Nervensystem. Sprossung (sprouting) bedeutet das Nachwachsen von unterbrochenen neuronalen Ästen (Dendriten und Axonen), das regenerativ oder kollateral erfolgen kann.

Das regenerative Sprossen (Abb. 41) erfolgt vor allem auf Ebene der Synapsen mit einer Sprossungsstrecke bis ca. 100 µm, wenn ein Axon geschädigt oder sein Ziel zerstört worden ist.

Bei der kollateralen Aussprossung (Abb. 42) entwickeln denervierte Neurone die Fähigkeit, die Sprossung benachbarter Nervenzellen zu aktivieren und auf sich zu lenken. In der Umgebung der Läsion sprossen im Zentralnervensystem Zellfortsätze sowohl beschädigter wie unbeschädigter Zellen aus. Sogar Zellen anderer Systeme werden in diesen Prozess miteinbezogen. Aufgezeigt werden konnte dies am roten Kern des extrapyramidalen Systems, wo ausgefallene Faserkontakte des Kleinhirnes durch Großhirnfasern übernommen wurden.

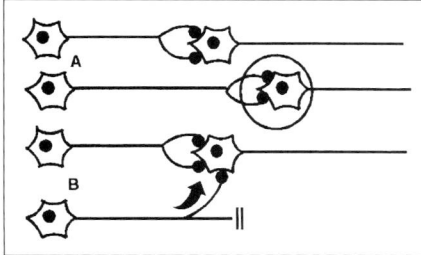

Abb. 41. Das regenerative Sprossen. A = Schädigung (Kreis) einer Zielzelle und der Axonenendigung; B = Aussprossung (Pfeil) des geschädigten Axons zu einer anderen Nervenzelle (nach Fitzgerald 1985).

Sprossung im peripheren Nervensystem. Hier erfolgt die Sprossung anders: Ausgiebige Sprossungsvorgänge finden sowohl in den sensiblen wie motorischen und vegetativen Nerven statt, nachdem diese unterbrochen worden sind. Normalerweise tritt nach der Unterbrechung eine rapide Degeneration des distalen Nervenstumpfes ein, während die Myelinscheide der sensiblen und motorischen Nerven und die Nervenhülle erhalten bleiben. Schon 4 Wochen nach der Durchtrennung sprosst der proximale Stumpf, der noch mit dem Zellkörper verbunden ist, aus. Er wächst als Wachstumskegel mit einer Geschwindigkeit von 1 mm/Tag in die Myelinscheide ein, um sie als «Leitplanke» zu benutzen und damit den Zielmuskel oder ein Sinnesorgan (z.B. die Haut) wiederzufinden.

Bei kompletter Durchtrennung des Nervs kann es zu Aussprossungsfehlern in inkorrekte Myelinscheiden oder in Abzweigungen hinein kommen, wodurch die fehlgesteuerten Axone unerwünschte Zielorgane erreichen. Hier kann sich das Nervensystem allerdings dank der zentralen Plastizität umorganisieren, so dass am Schluss die Funktion wiederhergestellt ist.

Diese Axonenaussprossung kann im zentralen Nervensystem leider nicht weit erfolgen, weil sie durch Hemmstoffe der Mikroglia verhindert wird. Bis es gelingt, diese Hemmstoffe zu blockieren – Forschungen hierzu sind im Gang – haben die Querschnittsgelähmten keine Chance, durch Aussprossung eine Besserung zu erzielen. Immerhin, die Möglichkeit ist gegeben, und die Forschung macht Fortschritte.

Anpassungen. Wo die Regeneration nicht weiterkommt, hat das Nervensystem noch Strategien zur Verfügung, um die irreparablen Defizite zu kompensieren. Ein einfaches Beispiel hierfür ist die homonyme Hemianopsie (einseitiger Gesichtsfeldausfall). Patienten mit diesem Defekt können normal lesen, da sie den Kopf ein wenig in Richtung der Augenbewegung mitwenden. Auch können Kinder mit einer Lähmung des Musculus deltoideus den Arm dadurch etwas anheben, dass sie das Schulterblatt auswärts rotieren.

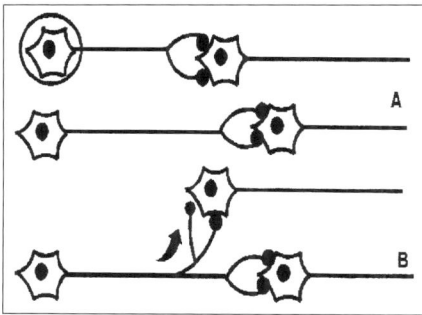

Abb. 42. Die kollaterale Aussprossung. A = Die Schädigung (Kreis) einer Ursprungszelle führt zur Deinnervation der Zielzelle; B = Aussprossung eines nicht geschädigten Axons zur deinnervierten Zielzelle (nach Fitzgerald 1985).

Auf Niveau des Integrators können defekte Teilsysteme durch Umprogrammieren von Globalsystemneuronen zu Teilsystemneuronen etwas Hilfe erhalten (Funktionswandel). Ferner bleiben bei Defekten im Kindesalter Neurone, die im Normalfall untergehen, die ausgefallenen ersetzend erhalten, was eine gewisse bleibende Kindlichkeit bedeuten kann. Auch wird beim Ausfall des sensomotorischen Systems (beim Rechtshänder weitgehend auf der linken Seite) das schwach angelegte System auf der anderen Seite verstärkt trainiert. Damit kann wieder etwas Geschicklichkeit zurückgewonnen werden. Und im Kleinkindalter bis hinauf zum 12. Lebensjahr sind die Kommunikations- systeme, die mit zunehmendem Alter eine überwiegend einseitige Lokalisierung aufweisten, beidseits vertreten, so dass die Zerstörung der dominanten Seite recht gut durch die Entwicklung der anderen Seite kompensiert wird.

Die meisten dieser Anpassungen erfolgen automatisch und unbewusst, ohne dass sie eingeübt werden müssen.

Die Bedeutung der plastischen Mechanismen für therapeutische Zwecke

Das Hauptziel der Rehabilitation liegt darin, geschädigte Hirnareale möglichst wiederherzustellen. Dazu muss das Hirn von der Peripherie her geeignete Anregungen angeboten bekommen, die entschlüsselt, verarbeitet und gespeichert werden. Beispiele hierfür sind die Reizangebote über bestimmte Druckpunkte, wie sie Vojta einsetzt, oder über das Gleichgewicht im Rahmen der sensorischen Integrationsbehandlung.

Obwohl diese plastischen Prozesse mit zunehmendem Alter weniger wirksam werden, so verlieren sie, auch wenn sie traumatisch geschwächt worden sind, ihre Bedeutung selbst bis ins hohe Alter hinein nie ganz.

Rehabilitationsbeginn. Die Rehabilitation sollte so schnell wie möglich eingesetzt werden, um Fehler bei der Reorganisation oder Entwicklung der neuronalen Vernetzung zu verhindern. Aufhören kann man immer, wenn keine akute Notwendigkeit mehr besteht, nie sollte man jedoch zu spät anfangen. Diese Frühbehandlung bedeutet in der Entwicklung des Kindes allerdings nicht, dass man schon vor dem neurophysiologischen Alter ein Leistungsvermögen aufbauen soll, das älteren Kindern zukommt. Man soll z.B. nicht versuchen, schon einem 3monatigen Kind das Sprechen beizubringen, da die Voraussetzungen für die Bildung von Einwortsätzen erst im 1. Lebensjahr gegeben sind.

Ganzheitlichkeit. Auch sollte man nicht ausschließlich Übungen für das geschädigte System einsetzen, z.B. nur für eine obere rechte Extremität, da dies weit von der Realität der normalen sensomotorischen Entwicklung entfernt liegen würde. Weil das Nervensystem eine unteilbare Ganzheit bildet, sollte man

den Patienten als Ganzheit betrachten und behandeln. Daher sind in letzter Zeit in verschiedenen Ländern Europas, vor allem in Deutschland, aber auch in Brasilien, vereinheitlichende Ganzheitsstrategien entwickelt worden, die darauf abzielen,
– eine verlorene Funktion einzubauen
– eine geschädigte Funktion aufzubauen
– eine intakte Funktion auszubauen.

Zusammenfassung

Neuroplastizität ist ein Geschehen, das sowohl beim Aufbau, beim lebenslänglichen Umbau, beim Lernprozess des normalen Nervensystems als auch vor allem beim Wiederaufbau eines geschädigten Systems eine große Rolle spielt. Im letzteren Fall erfolgt die Reorganisation auf Niveau der Synapsen wie der Neurone. Bezüglich der Axone ist allerdings nur im peripheren Nervensystem ein wiederherstellendes Aussprossen möglich. Das zentrale Nervensystem dagegen verfügt über einige Anpassungsstrategien, die sich unbewusst und automatisch einstellen. Wegen der starken Förderung dieser Prozesse durch die Afferenzen ist es wichtig, die Plastizität mit entsprechenden Herausforderungen zu fördern.

Summary

Neuroplasticity plays an important role in the life-long formation of the brain, but especially in the reconstruction of a damaged system. In the latter case, reorganization occurs on synaptic and neuronal level. Regarding the damage of axons, a restoration by sprouting is possible only in the peripheral nervous system. Instead, the central nervous system has some adaptation strategies which take place automatically and unconsciously. As afferents are important stimuli of neuroplasticity, the development of plasticity has to be particularly challenged.

Checkliste Neuronale Systemabklärung

		gesteigert (hyper)	normal	vermindert (hypo)
Globalsystem				
Denken	Konzentration			
	Aufmerksamkeit			
	Gedächtnisabruf			
Erleben	Begeisterungsfähigkeit			
Wollen	Ausdauer			
Teilsysteme				
Wahrnehmung und Wiedererkennen				
Körperschema	Hautsinne			
	Bindegewebssinn (Propriozeption)			
	Gleichgewicht			
	Geschmack			
	Vegetative Reize (Harn-, Stuhldrang)			
Raumschema	Sehen			
	Hören			
	Riechen			
Sensomotorik				
Gehmotorik				
Greifmotorik				
Mundmotorik				
Mimik, Gestik, limbische Laute				
Körper/Raumabstimmung				
Verbale Kommunikation				
Sprache	verstehen			
	sprechen			
Schrift	lesen			
	schreiben			
Rechnen				
Musische Kommunikation				
Musik	hören			
	machen			
Gestalten	bestaunen			
	tun (zeichnen, malen, basteln)			
Gedächtniseinspeichervermögen				
Emotion				
aufgestellt (vermindert → depressiv)				
reizbar/aggressiv				
Stabilität				
Retikuläres System (vegetative Reaktionen)				
Instinktives System				
Meidinstinkte	Exkretion			
	Wärmeregulation (z.B. Fieber, oft kalt)			
	Körperpflege (Sauberkeit)			
	Schmerzen			
	Sicherung (gesteigert → ängstlich)			
Gewinninstinkte	Ernährung (Appetit)			
	Geselligkeit (Umgang)			
	Sexinstinkt (Pubertätsprobleme)			

Weiterführende Literatur

Emotion
Ciompi L: Die emotionalen Grundlagen des Denkens. Göttingen, Vandenhoeck & Ruprecht, 1997.
Golemann D: Emotionale Intelligenz. München, Deutscher Taschenbuchverlag, 1998.

Entwicklung
Flehmig I: Normale Entwicklung des Säuglings und ihre Abweichungen. Früherkennung und Frühbehandlung. Stuttgart, Thieme, 1996.
Frankenburg W, et al: Entwicklungsdiagnostik bei Kindern. Stuttgart, Thieme, 1992.
Hellbrügge T: Die ersten 365 Tage im Leben eines Kindes. München, Krauer, 1976.
Hellbrügge T (Hrsg): Fortschritte der Sozialpädiatrie 2. Lübeck, Hansisches Verlagskontor, 1999.
Largo RM, et al (Hrsg): Praktische Entwicklungsneurologie. München, Marseille, 1994.
Largo RM: Babyjahre. Die frühkindliche Entwicklung aus biologischer Sicht. Das andere Erziehungsbuch. München, Piper, 1998.
Pechstein J: Über Umweltabhängigkeit der frühkindlichen zentralnervösen Entwicklung. Stuttgart, Thieme, 1974.
Stirnimann F: Psychologie des neugeborenen Kindes. München, Kindler, 1973.
Weinert F: Entwicklung im Kindesalter. München, Psychologie Verlags Union, 1998.

Ergotherapie/Beschäftigungstherapie
Aernout JR: Arbeitstherapie. Eine praxisorientierte Einführung. Weinheim, Beltz, 1995.
Deutscher Verband der Ergotherapeuten: Grundlage der Feinmotorik in der Ergotherapie. Idstein, Schulz-Kirchner, 1995.
Jentschura G, et al (Hrsg): Beschäftigungstherapie. 2 Bde. Stuttgart, Thieme, 1979.
Koske C: Beschäftigungstherapie bei Wahrnehmungsstörungen. Idstein, Schulz-Kirchner, 1994.
Presber W: Ergotherapie. Grundlagen und Techniken. Berlin, Ullstein, 1994.
Schewior-Popp S: Krankengymnastik und Ergotherapie. Idstein, Schulz-Kirchner, 1994.

Körperschema
Hügel W: Entwicklung und Behinderung des Körperschemas. Idstein, Schulz-Kirchner, 1994.

Krankengymnastik
Cotta H, et al (Hrsg): Krankengymnastik. 12 Bde. Stuttgart, Thieme, 1986–1995.
Schewior-Popp S: Krankengymnastik und Ergotherapie. Idstein, Schulz-Kirchner, 1994.

Kunsttherapie

Baukus P, et al: Kunsttherapie. Stuttgart, Fischer, 1997.

Menzen KH: Heilpädagogische Kunsttherapie. Freiburg, Lambertus, 1994.

Orff G: Die Orff-Musik-Therapie. Aktive Förderung der Entwicklung des Kindes. Stuttgart, Fischer, 1992.

Reiss W: Kinderzeichnungen. Wege zum Kind durch seine Zeichnungen. Neuwied, Luchterhand, 1994.

Schottenloher G: Kunst- und Gestaltungstherapie. Eine praktische Einführung. München, Kösel, 1995.

Schubert G: Klänge und Farben. Formen der Musiktherapie und Maltherapie. Kassel-Wilhelmshöhe, Bärenreiter, 1982.

Mehrfachbehinderung

Fröhlich A, et al: Förderdiagnostik mit schwerstbehinderten Kindern. Dortmund, Modernes Lernen, 1993.

Hellbrügge T: Mehrfachbehinderte Kinder. Düsseldorf, Bundesarbeitsgemeinschaft Hilfe für Behinderte, 1986.

Kemper R: Sensorik und Motorik (Akustische Raumorientierung, Gesamtkörperkoordination mit Blinden und blindübend Sehenden). Köln, Sport und Buch, 1993.

Schwörer C: Der apallische Patient. Stuttgart, Fischer, 1992.

Tönz O (Hrsg): Hilfen für das behinderte Kind. Bern, Huber, 1982.

Motorik

Bobath B, et al: Die motorische Entwicklung bei Zerebralparesen. Stuttgart, Thieme, 1994.

Bruch H: Bewegungsbehinderungen. Übersicht und funktionelle Grundlagen. Stuttgart, Thieme, 1994.

Bundesverband für Körper- und Mehrfachbehinderte: Kinder mit cerebralen Bewegungsstörungen. Düsseldorf, 1993.

Kiphard E: Motopädagogik. Dortmund, Modernes Lernen, 1995.

Kiphard E: Psychomotorik in Praxis und Theorie. Gütersloh, Flöttmann, 1997

Klein-Vogelbach S: Funktionelle Bewegungslehre. Berlin, Springer, 1993.

Kristeva-Feige R: Funktionelle Lokalisation motorischer Areale der Großhirnrinde vor und während Willkürbewegungen beim Menschen. Münster, Waxmann, 1994.

Rondot P, et al: Bewegungsstörungen in der Neurologie. Stuttgart, Enke, 1991.

Urbas L: Die Pflege des Hemiplegiepatienten nach dem Bobath-Konzept. Stuttgart, Thieme, 1996.

Vojta V, et al: Das Vojta-Prinzip. Berlin, Springer, 1992.

Wollny R (Hrsg): Stabilität und Variabilität im motorischen Verhalten. Aachen, Meyer und Meyer, 1993.

Neurophysiologie

Atwood HL, et al: Neurophysiologie. Stuttgart, Schattauer, 1994.

Gschwend G: Die neurophysiologischen Grundlagen der Rehabilitation. Lübeck, Hansisches Verlagskontor, 1994.

Penfield W, et al: The Cerebral Cortex of Man. McMillan, New York, 1950.

Schmidt RF: Neuro- und Sinnesphysiologie. Berlin, Springer, 1995.

Schmidt RF: Physiologie des Menschen. Berlin, Springer, 1995.
Sherrington C: The Integrative Action of the Nervous System. New York, Scribner, 1906, 1947.

Physiotherapie
Cordes C, et al (Hrsg): Physiotherapie – Grundlagen und Techniken der Bewegungstherapie. Berlin, Sport und Gesundheit, 1990.
Dirschauer U, et al: Physikalische Therapie in Klinik und Praxis. Stuttgart, Kohlhammer, 1995.
Geyèr M von (Hrsg): Physiotherapie – Neurologie. Berlin, Sport und Gesundheit, 1990.
Hüter-Becher, et al (Hrsg): Physiotherapie: Lehrbuchreihe. 14 Bde. Stuttgart, Thieme, 1998.

Plastizität des Hirnes
Anzufordern beim Verfasser Dr. med. Nelson Annunciato, Universität Mackenzie, Rua da Consolacao, 896 – 5° A, São Paulo – SP, BR-01302-000, Brasilien.

Rehabilitation
Brock U (Hrsg): Frühdiagnostik und Frühtherapie. Psychologische Behandlung von entwicklungs- und verhaltensgestörten Kindern. München, Psychologie Verlags Union, 1993.
Büker-Grummet I, et al: Hilfen für die Arbeit im Kindergarten für geistig behinderte und entwicklungsbehinderte Kinder. Detmold, Lebenshilfe Detmold, 1984.
Bundesverband für Körper- und Mehrfachbehinderte: Rehabilitation Behinderter. Schädigung – Diagnostik – Therapie – Nachsorge. Düsseldorf, 1994.
Fromm W, et al: Rehabilitationspädagogik für Sehgeschädigte. Berlin, Sport und Gesundheit, 1990.
Dorn A, et al: Lehrbuch der physikalischen Medizin und Rehabilitation. Stuttgart, Fischer, 1994.
Kiphard E: Mototherapie. Dortmund, Modernes Lernen, 1994.
Mauritz K, et al (Hrsg): Neurologische Rehabilitation. Bern, Huber, 1992.
Muhlum A, et al: Handbuch der Rehabilitation. Neuwied, Luchterhand, 1991.
Schmidt KL, et al.(Hrsg): Lehrbuch der physikalischen Medizin und Rehabilitation. Stuttgart, Fischer, 1994.

Sensorische Integration
Ayres AJ: Bausteine der kindlichen Entwicklung. Die Bedeutung der Integration der Sinne für die Entwicklung des Kindes. Berlin, Springer, 1994.
Doering W, et al: Sensorische Integration. Dortmund, Modernes Lernen, 1996.

Sprache
Becker K, et al: Rehabilitative Spracherziehung. Berlin, Ullstein, 1993.
Fröhlich A (Hrsg): Kommunikation und Sprache körperbehinderter Kinder. Düsseldorf, Bundesverband für Körper- und Mehrfachbehinderte, 1987.
Luria AR: Basic Problems of Neurolinguistics. Mouton de Gruyter, Berlin, 1976.
Papousek M, et al: Intuitives elterliches Verhalten im Zwiegespräch mit dem Neugeborenen. Sozialpädiatrie 1981;3:229–238.

Teilleistungsstörungen

Esser G: Was wird aus Kindern mit Teilleistungsschwächen? Stuttgart, Enke, 1991.

Hügel W: Entwicklung und Behinderung des Körperschemas. Idstein, Schulz-Kirchner, 1998.

Lösslein H, et al: Hirnfunktionsstörungen bei Kindern und Jugendlichen. Köln, Deutscher Ärzteverlag, 1998.

Verhalten

Brock U (Hrsg): Frühdiagnostik und Frühtherapie. Psychologische Behandlung von entwicklungs- und verhaltensgestörten Kindern. München, Psychologie Verlags Union, 1993.

Grossmann G, et al: Rehabilitionspädagogik Verhaltensgeschädigter. Berlin, Sport und Gesundheit, 1990.

Hellbrügge T: Klinische Sozialpädiatrie. Berlin, Springer, 1981.

Prekop J: Unruhige Kinder. Münsterschwarzach Abtei, Vier Türme, 1995.

Steinhausen H (Hrsg): Verhaltenstherapie und Verhaltensmedizin bei Kindern und Jugendlichen. München, Psychologie Verlags Union, 1998.

Wahrnehmungsstörungen

Fröhlich A (Hrsg): Wahrnehmungsstörungen und Wahrnehmungsförderung. Heidelberg, Schindele, 1994.

Fromm W, et al: Rehabilitationspädagogik für Sehgeschädigte. Sport und Gesundheit, 1990.

Kemper R: Sensorik und Motorik (akustische Raumorientierung, Gesamtkörperkoordination mit Blinden und blindübend Sehenden). Köln, Sport und Buch, 1993.

Koske C: Beschäftigungstherapie bei Wahrnehmungsstörungen. Idstein, Schulz-Kirchner, 1994.

Wendler J, et al: Lehrbuch der Phoniatrie und Pädaudiologie. Stuttgart, Thieme, 1996.

Die Autoren

Als letzter Schüler des Nobelpreisträgers Prof. Walter Rufolf Hess in Zürich hat der Autor, **Dr. Gino Gschwend,** ein fundiertes Wissen in Neurophysiologie erworben, das er in vergleichender Neurobiologie des Tierreiches bei Prof. Hediger und Prof. Pilleri erweitern konnte. Es folgten weitere Studien in Neurologie (Prof. Mumenthaler in Bern) und Psychiatrie (Prof. Walther in Bern) mit ersten klinischen Erfahrungen am Patienten. Nach intensiver Auseinandersetzung mit dem entwicklungsgeschädigten Kind hat er das vorliegende neurophysiologische Modell des zerebralen Leistungsvermögens entwickelt, woraus Störungsbilder und Rehabilitationsbedarf abgeleitet werden können.

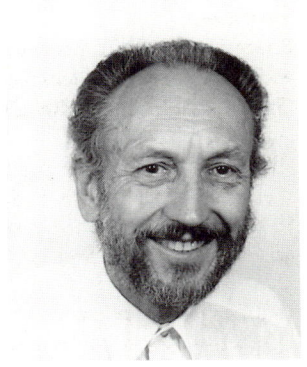

Dr. Nelson Annunciato arbeitete nach dem Studium der Medizin 4 Jahre lang als Assistenzarzt an der Universität in São Paulo (Spezialfach Biomedizin in der Abteilung Neuroanatomie), wo er sich mit der Erforschung des Nervensystems befasste. Zwischen 1989 und 1992 setzte er seine Hirnforschungen am Institut für Anatomie in Lübeck fort. Bis 1998 befasste er sich an der Deutschen Akademie für Entwicklungsrehabilitation in München mit dem Regenerationsvermögen des geschädigten Nervensystems, und seit 1999 erforscht er als Privatdozent der Universität Mackenzie in São Paulo die Entwicklungsstörungen des kindlichen Gehirnes. Auch ist er der offizielle Vertreter der Internationalen Akademie für Entwicklungs-Rehabilitation in Brasilien.

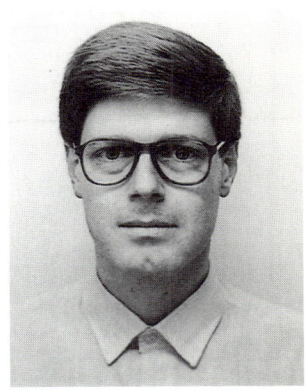